METAMORFOSIS CONSCIENTE

METAMORFOSIS CONSCIENTE

UNA GUÍA COMPASIVA PARA LA TRANSFORMACIÓN INTERIOR

MICHELE SCHALIN

Título del original en inglés: MINDFUL METAMORPHOSIS
A Compassionate Guide to Inner Transformation

TRADUCIDO POR ADRIANA ARISTIZÁBAL
REVISADO POR ENITA ZIRNIS

METAMORFOSIS CONSCIENTE
Una guía compasiva para la transformación interior

ISBN   979-8-89298-982-4 *Tapa blanda*
          979-8-89298-981-7 *Ebook*

A Heather y Richie, mis preciosos ángeles: su presencia en mi vida es una verdadera bendición. Siempre hacen que aflore en mi interior todo el amor del mundo y son una fuente inagotable de inspiración, enseñándome cada día a buscar la grandeza. Bendigo sus vidas con paz y alegría y deseo que cumplan todos sus sueños. ¡Siento profundo orgullo en mi corazón por lo que han llegado a ser! Con el amor de siempre, Mamá.

Estoy profundamente en deuda con todos aquellos que se han cruzado en mi camino y con quienes he tenido las relaciones más difíciles. Me pusieron a prueba y me impulsaron a seguir un camino de profundo autodescubrimiento. Me enseñaron lecciones valiosas que me ayudaron a lograr un nivel de conciencia que, de otro modo, habría permanecido latente en las profundidades del inconsciente. Muchas gracias. Les estaré eternamente agradecida.

CONTENIDO

INTRODUCCIÓN

¿Estás listo para hacer clic en el botón de reiniciar tu mente y despejar el caos mental? Desbloquea un nuevo y liberador estado de consciencia en donde reinen la claridad y la quietud, transformando así tu mente, tu cuerpo y tu alma.

Descubre herramientas nuevas y apasionantes para controlar tus pensamientos y tus emociones, aprendiendo a sanar traumas emocionales y a reprogramar tu cerebro. Te convertirás en un maestro en la gestión del estrés para así poder crear a diario una experiencia de paz y gratitud.

Nuestra mente es bombardeada constantemente con pensamientos negativos, generando hormonas de estrés que actúan como un ejército destructor. Nuestro cuerpo es una maravilla en cuanto a su poder de resistencia y está diseñado para conquistar el mundo, pero no aguanta una vida entera de tanta intensidad. Por desgracia, el proverbio "El estrés puede matarte" es una triste verdad: el estrés constante causa estragos en nuestra salud. Las investigaciones demuestran que el estrés, si no se trata, afecta enormemente al sistema inmune, provocando dolor físico y enfermedades graves.

Después de toda una vida reprimiendo mis emociones y trabajando sin descanso, estaba destrozada a causa de todo el estrés que había soportado física y emocionalmente. Sufría de ansiedad severa, depresión y dolor crónico y sentía que me sumía en una espiral oscura e interminable. Hasta que me di cuenta de que la única forma de salir de ese pozo era cambiar drásticamente de dirección. Decidí asumir el control de mi destino estudiando las prácticas que podrían ayudarme a cambiar esa forma de pensar.

He pasado mi vida explorando a fondo la psicología y las relaciones, y durante veintiséis años me dediqué a ayudar a las personas con adicciones y traumas siguiendo el programa de los doce pasos. Pero no fue hasta que descubrí la meditación cuando las cosas empezaron a cambiar en verdad para mí, al embarcarme en un poderoso viaje de autodescubrimiento que jamás hubiera imaginado.

En 2014, una cirugía de espalda me llevó a un mundo más profundo de autoexploración y crecimiento espiritual. Empecé a practicar atención plena (Mindfulness), meditación y yoga como herramientas para controlar el dolor, y pronto me inicié en otros métodos de sanación profunda, como la respiración consciente, la sanación a través del sonido y ejercicios para programar el cerebro con afirmaciones y rituales de gratitud. Estas prácticas me impulsaron hacia un nuevo dominio de transformación personal a través de la terapia con plantas medicinales.

Me sentía sobrecogida por un poderoso deseo de comprender cómo nuestros pensamientos pueden influir en nosotros para sanar, resolver traumas y reprogramar la mente.

Décadas de estudios e investigación sobre estos temas me llevaron a ser mi propio conejillo de indias. Aprender esas técnicas poderosas me permitió asumir las riendas de mis pensamientos, procesar traumas pasados con mayor eficacia y desarrollar nuevas creencias que me liberaron de años de desesperación y aislamiento. Aprendí a reconocer, aceptar y procesar las emociones más complejas en vez de permitir que perduren, perpetuando un ciclo de ansiedad, depresión y adicción. Cuando el estrés se asoma en mi vida, ya no es motivo de pánico; ahora sé gestionar con mayor facilidad las emociones más complejas a medida que surgen a través de la respiración profunda y la aceptación consciente de esas emociones.

Una dosis diaria de gratitud mantiene a raya mis pensamientos negativos y cultivar mi conexión espiritual me ayuda a descubrir el significado y la intención de todas mis experiencias. Aprendí a confiar en el universo y en sus infinitas posibilidades. Pasé por una gran transformación: mi metamorfosis consciente. Poco a poco, he logrado llegar a ser una persona más serena, cordial y cariñosa conmigo misma y con los demás. En vez de vivir en un caos perpetuo, logré encontrar momentos de tranquilidad durante el día mientras aprendía a amarme de verdad.

LA TECNOLOGÍA NOS CAMBIÓ LAS REGLAS DEL JUEGO

La tecnología ha cambiado las reglas del juego para siempre revolucionando nuestras vidas en formas inimaginables. Ha incrementado el nivel de expectativas mutuas instándonos a responder con rapidez, sin importar la hora ni el lugar. Esto era inaudito hace sólo dos décadas, cuando solía existir una clara distinción entre el trabajo y la vida personal. Hoy en día, ya no hay límites claros entre esas dos facetas, lo que lleva a muchas personas a sentirse abrumadas por la ansiedad o la depresión mientras se esfuerzan por encontrar el equilibrio.

Nuestros cerebros sufren una sobrecarga de información debida principalmente a los ciclos de noticias permanentes combinados con las plataformas de las redes sociales que estimulan la producción de dopamina. La conexión constante a aplicaciones y dispositivos técnicos provoca una sobrecarga de dopamina. El instinto fundamental de nuestra mente y nuestro cuerpo es buscar el equilibrio. Demasiada dopamina puede producir ansiedad y depresión. Con el uso excesivo de la tecnología, estamos creando, sin saberlo, emociones negativas en nuestro interior.

Aunque no lo parezca, controlamos el equilibrio -o desequilibrio- emocional que experimentamos como consecuencia de estos dispositivos digitales. ¿Cómo podemos gestionar mejor la transición a una vida inmersa en la tecnología sin sacrificar nuestra salud mental? Con las ideas que describo en el capítulo sobre la tecnología, adquirirás conocimientos inestimables que te capacitarán para realizar cambios positivos en tu propia vida.

DOCTOR, ¿ME PUEDE AYUDAR?

Estamos pasando por una pandemia mundial de enfermedades mentales, cada vez hay más personas en crisis que recurren a los medicamentos con la esperanza de que puedan ayudarlas. Pero estas píldoras no se concibieron para uso a largo plazo, y muchas personas solo cuentan con sus prescripciones para enfrentar el estrés cotidiano. A medida que pasan los años, empezamos a descubrir efectos secundarios mentales, emocionales y físicos graves.

Nuestra cultura nos ha condicionado a reprimir nuestras emociones y a buscar una solución rápida para todo, especialmente nuestros sentimientos incómodos. La mayoría de las personas no saben cómo procesar sus emociones y tratan desesperadamente de aliviarse de la ansiedad y la depresión. A menudo acuden a sus médicos y les piden medicamentos que han visto anunciados o les ha recomendado un conocido.

No es ningún secreto que los últimos años han generado estrés y ansiedad sin precedentes. Aunque el COVID-19 pudiera haber sido el catalizador que nos haya empujado al borde del abismo, estos problemas ya estaban arraigados firmemente en la sociedad antes de su llegada. Como consecuencia del agitado estilo de vida moderno, el número de enfermedades mentales y problemas de salud mental como la ansiedad, el TDA/TDAH, la depresión e incluso el suicidio ha ido en aumento durante décadas, afectando a todos los segmentos de nuestra cultura.

¿Te has preguntado alguna vez qué hay detrás de la epidemia de pastillas con prescripciones médicas en nuestra sociedad? Para comprender mejor cómo afecta cada día a más y más vidas, te recomiendo encarecidamente que veas dos documentales en Netflix: Take Your Pills: Xanax (2022) y Take Your Pills (2018). En ellos, se investigan los ansiolíticos con el ingrediente benzodiacepina y el consumo excesivo de Adderall entre los estudiantes universitarios.

En 1997, la FDA revolucionó el cuidado de la salud con una innovadora aprobación que permitía a las farmacéuticas la difusión directa de publicidad a los consumidores. Esto dio lugar a una explosión de individuos medicándose. Recuerdo cuando empezaron los anuncios televisivos. Una noche, conté seis anuncios en una hora.

En 2008, en todo el país, los profesores y médicos presionaban a los padres recomendando el uso de medicación para mantener a los niños bajo control en la escuela, provocando una epidemia del uso de Ritalin en las aulas de los Estados Unidos.

Por desgracia, esos fármacos no sólo alivian temporalmente los síntomas, sino que adormecen las conexiones neuronales del cerebro. Durante años, la ciencia nos ha advertido que si queremos permanecer con la mente aguda y alerta, es esencial aprender algo nuevo a lo largo de la vida para mantener activas las nuevas conexiones neuronales. Investigaciones médicas ya hacen sonar la alarma sobre la posibilidad de que su consumo a largo plazo podría tener efectos devastadores más adelante en la vida, como la demencia o el Alzheimer.

La verdad es que nuestro mundo se ha vuelto cada vez más tóxico. Por desgracia, en vez de abordar este problema de frente, medicamos a los pacientes hasta que se vuelve la norma. Con demasiada frecuencia, se padecen síntomas incomprensibles o incontrolables y las personas acaban siendo diagnosticadas erróneamente con enfermedades o trastornos que les obligan a tomar medicación durante el resto de sus vidas, sin tener en cuenta lo que originó esos problemas en primer lugar.

La experiencia personal con la salud mental es diferente para todos; algunos necesitan medicación para superar los retos más difíciles de la vida. Felicito a todo aquél que tiene el valor y la fuerza de buscar cualquier herramienta que le ayude a afrontar los tiempos difíciles. Buscar apoyo emocional, ya sea mediante medicación prescrita u otros mecanismos de ayuda, no nos hace débiles. Al contrario, ¡nos convierte en auténticos guerreros! Sin embargo, los médicos a menudo pasan por alto los métodos de ayuda alternativos y se lanzan directamente a recetar fármacos.

Debemos retroceder y reflexionar sobre nuestras vidas. Medicar la mente no es una solución a largo plazo. Debemos enfocarnos en afrontar esos problemas subyacentes en vez de ocultarlos. Sólo así puede suceder una sanación real. Asumir el control de nuestra salud mental es más importante que nunca. Debemos dotarnos de estrategias para manejar nuestros pensamientos y emociones, para lograr desenvolvernos en nuestra vida cotidiana sin caer como zombis en un estupor desplazándonos por el muro de las redes sociales.

¿QUÉ PUEDES ESPERAR?

Todos hemos experimentado alguna vez la "mente del mono", esa energía frenética e inquieta que hace que tu cerebro salte de un pensamiento a otro. No sólo nos agota emocional y físicamente, sino que también puede provocar ansiedad, insomnio e incapacidad de mantener la concentración. Tienes el poder de asir las riendas de tu vida y controlar tu mente. Este libro te ofrece una guía para conseguir esa asombrosa transformación. Ya te oigo decir: "¡Quiero hacerlo!"

Emprende conmigo este viaje y desbloquea tu potencial ilimitado:

- Obtén mayor control sobre tus pensamientos.
- Aprende a procesar y a regular las emociones.
- Sana viejos traumas.
- Maneja mucho mejor el estrés cotidiano.
- Manifiesta tus sueños.
- Refuerza tu conexión espiritual.
- Lleva tu vida en paz y con gratitud tal como lo deseas.

Si quieres recuperar el control de tu vida sobre el estrés, empieza por cambiar tu forma de pensar. Lo que nos causa angustia es la manera en que percibimos una situación y no la situación en sí. Aunque al principio pudiera resultar un desafío, haciendo un esfuerzo mental enfocado, la vida se vuelve más llevadera a medida que esta forma de pensar se convierte en algo habitual.

He tenido el increíble privilegio de conocer personas de todo el mundo y escuchar sus historias, todas muy similares a la mía. Utilizando muchas de las mismas prácticas, también han experimentado una profunda transformación en sus vidas. Mi maravilloso viaje surgió de un dolor profundo, me llené de herramientas que me salvaron la vida y me ayudaron a manifestar la bonita forma de vida que hoy disfruto y de la cual estoy siempre orgullosa y agradecida.

Es profundamente importante para mí compartir lo que ha funcionado para mis clientes y para mí, con la esperanza de que le sea útil a otras personas en su camino de sanación. Éste es el propósito de Metamorfosis Consciente: Una Guía Compasiva para la Transformación Interior. ¡Prepárate para sacarle provecho a tu potencial ilimitado y a todo el poder de tu mente! Con este libro, obtendrás las herramientas y los conocimientos necesarios para lograr una fortaleza mental óptima. Sin duda, incorporar estos hábitos a tu vida te acercará a la manifestación de las metas que deseas.

Será una jornada de largo plazo y no será un esprint, ¡pero será para el resto de tu vida! Considéralo como la oportunidad de que inviertas en ti y logres una transformación personal que representará un cambio duradero.

"Creo que la pregunta más importante a la que se enfrenta la humanidad es: '¿Es el universo un lugar acogedor?' Ésta es la pregunta primordial y más básica a la que todos debemos responder".

-ALBERT EINSTEIN

CAPÍTULO UNO:

MI METAMORFOSIS CONSCIENTE

No fue ningún deseo de alcanzar nirvana sino mi sufrimiento lo que me impulsó a usar la atención plena y la meditación. Después de toda una vida huyendo de mis emociones dolorosas, aprendí a acogerlas para sanarlas. Empecé a desenmarañar mis patrones de pensamientos negativos y a liberar toda esa energía tóxica de mi interior, lo cual me condujo a un viaje fantástico de autodescubrimiento que culminó en gozo: un despertar verdadero y hermoso, como si se me hubiera regalado una vida completamente nueva.

MI INFANCIA

De niña, crecí inmersa en una cultura que me enseñó a buscar la gratificación y la felicidad en lo externo. Mis padres eran sobrevivientes de maltrato extremo y no disponían de los recursos ni de la orientación necesarios para sanar y crecer. Esto resultó en un ciclo desgarrador de trauma que se trasmitió a la siguiente generación.

Mamá y papá nos querían y cubrían todas nuestras necesidades físicas. Sin embargo, con sus vidas ajetreadas y su negligencia hacia nuestras necesidades emocionales, mis hermanos y yo aprendimos a vivir como "niños a la deriva" en la ciudad de Chicago. Carecíamos de guía y orientación de las personas que nos rodeaban y aprendimos las lecciones de la vida sin recibir apoyo alguno.

Mi familia estaba privada de cariño. No se hablaba abiertamente de nuestros sentimientos, salvo en celebraciones u ocasiones especiales como cumpleaños o vacaciones, como si la existencia de afecto hubiera estado explícitamente prohibida. Incluso entre mis hermanos y yo la atmósfera era sofocante, como si todos tuviéramos demasiado miedo de enfrentarnos a lo que sentíamos en lo más profundo de nuestro ser.

De niña, me sentía aislada y desconectada de los que me rodeaban. Nos mudábamos con frecuencia a distintos vecindarios de la ciudad y no teníamos una verdadera comunidad. No teníamos relaciones con familiares como primos, tíos o abuelos, y rara vez interactuábamos con los vecinos o miembros de sus familias cercanas. Nuestros recursos eran limitados, dependíamos del transporte público para desplazarnos y nunca hacíamos viajes familiares dondequiera que fuese. El único contacto que tuve con la naturaleza fue en algunas acampadas durante mi breve estancia con las Niñas Exploradoras. Tuvimos un par de mascotas, pero nunca por más de un año. En consecuencia, jamás experimentamos esos momentos mágicos de la familia en vacaciones, explorando juntos nuevos lugares y conectando con la naturaleza y los animales.

Gracias a mi hermano, mi infancia fue de todo menos ordinaria. Mi hermano mayor era un cleptómano incorregible y los dos hermanos pequeños (yo incluida) éramos sus cómplices habituales, por lo que cada día era como el juego del gato y el ratón. Pasamos la escuela primaria robando bicicletas y bolsos de ancianas y entrando a hurtadillas a escuelas o camiones de algodón de azúcar, escondiéndonos siempre. Vivía en un estado constante de ansiedad y preocupada de que me pillaran.

A lo largo de mi infancia viví diversos niveles de maltrato emocional y físico. A pesar de su conducta generalmente estoica, mi padre había experimentado toda una vida de traumas que se manifestaban periódicamente en estallidos fuertes. Una vez, traté de empacar las sobras de comida en un cartón de leche para tirarlo a la basura y él, inesperadamente, me dio un puñetazo en el estómago delante de todos. Ningún miembro de la familia me consoló ni me defendió después de aquel incidente. Lamentablemente, esta agresividad se convirtió en algo casi normal hacia mi madre y mi hermano mayor. Mi madre, que tenía una personalidad muy particular, había quedado muy afectada por las experiencias traumáticas de su juventud. Desafortunadamente, a menudo se descargaba con nosotros para desahogarse y expresar sus luchas con estas dificultades. Con frecuencia manifestaba sus frustraciones con nosotros clavándonos sus largas uñas en los brazos, lo que nos dejó una huella física y emocional permanente. Mientras tanto, mi hermano mayor solía comportarse de forma físicamente abusiva conmigo, con mi hermano pequeño y con sus amigos.

A los cinco años, viví una intensa angustia emocional ante la traición de ser el blanco de burlas de mis seres más cercanos. Tras pedir inocentemente más leche unas cuantas veces durante una cena familiar, mi padre cogió el envase y procedió a verter todo el galón sobre mí. Quedé inmóvil, en shock. Las lágrimas corrían por mis mejillas mientras todos me miraban con risas burlonas. Me invadió una oleada arrolladora de emociones: desesperación, confusión, humillación y traición. Lo que más anhelaba en aquel momento de desesperación era comprensión, compasión y el consuelo de un abrazo sanador.

Aunque ese evento pudo resultarles gracioso, para mí fue como si algo dentro de mí hubiera muerto. A partir de entonces, aislarme pasó a formar parte de mi vida. El mundo me daba miedo y mi universo era de todo menos acogedor.

En busca del amor que tanto anhelaba, hice del alto desempeño mi meta personal. De adolescente, trabajaba demasiado a pesar de ir a la escuela a tiempo completo, hacía cualquier cosa que llamara la atención y la aprobación de mis padres. ¡Y funcionaba!

¿Te has preguntado alguna vez cómo se siente que de repente te presten atención? Es algo extraño. Mi interpretación de este nuevo enfoque fue:

- Cuando era productiva, obtenía atención y aprobación.
- Cuando obtenía aprobación, recibía aceptación y amor.
- Por lo tanto, yo sólo valía y era digna de amor si era productiva.

Mis heridas emocionales profundas generaban un deseo insaciable de aceptación y amor, y mi concepto de autoestima dependía de lo productiva que llegara a ser. De repente, la única forma de asegurarme que conseguiría ser amada era alcanzando un gran éxito en la vida.

ANTES DE LA METAMORFOSIS

A los veinticinco años, sentí el amor más poderoso de mi vida. Mi exmarido me apoyaba de una manera que nadie más lo había hecho. Nos casamos al cabo de un año, poco después nació mi hijo y dos años más tarde nuestra hija. A pesar de las primeras señales obvias que indicaban su dificultad para mostrarse vulnerable y abrirme su corazón, su gran amor y apoyo me hacían creer que las cosas mejorarían con el tiempo.

Como adulta y llena de ocupaciones, sentía una presión insoportable por ser la madre, la esposa, la empleada y la empresaria perfecta. Con el fin de enfrentar esa abrumadora necesidad de aprobación de los demás, me volví adicta al trabajo, estaba siempre ocupada, haciendo malabares entre la vida familiar y mi carrera, y asegurándome de cumplir a la perfección con todas mis obligaciones. Era adicta a la hiperactividad. Desafortunadamente, en ese entonces no era lo bastante consciente como para comprender por qué estar ocupada constantemente se convirtió en mi forma de vida.

Entré a formar parte del programa nacional de los doce pasos en los Estados Unidos, un sistema de apoyo dedicado a ayudar a personas con adicciones. Por primera vez, me vi rodeada de personas que me aceptaban y me animaban a expresarme libremente, lo cual me generó gran confianza y una pasión desenfrenada por ayudar a los demás a alcanzar su pleno potencial. Tras casi tres décadas asesorando a cientos de mujeres, logré satisfacer en gran parte esa vocación. A pesar de que mi crecimiento personal fue enorme durante ese periodo, persistía en mi interior una angustia emocional reprimida originada en problemas profundamente arraigados en mi subconsciente. Tras mucho reflexionar, decidí dejar atrás esa etapa debido a su enfoque excesivo en los problemas y sus eternos mantras que me hacían perder mi propio poder. Buscaba un mayor empoderamiento y positivismo, así que dejé atrás algo que ya no me servía.

Al llegar a mis cuarenta, sufría de ansiedad y depresión crónicas. Persistía en mí la inseguridad de no ser lo bastante buena para nada. Necesitaba ayuda profesional, pero mi exmarido me desaconsejaba acudir a la terapia, así que seguía sufriendo, obligándome a mantenerme fuerte mientras pasaba con frecuencia por profundas crisis emocionales.

El universo nos habla de muchas maneras, pero a veces hace falta un mazazo para que nos llegue el mensaje. A los cincuenta años, comprendí que el estrés excesivo podía afectar nuestro bienestar emocional y físico. Sufrí una ruptura del tejido conjuntivo de la parte baja de la espalda lo que me provocó un colapso discal y en última instancia, una fusión vertebral. Pasé de ser la reina del gimnasio durante toda mi vida adulta a llegar apenas hasta la acera y al buzón de correo sin tener que detenerme a descansar.

Uno de los procesos emocionales y físicos más difíciles que viví fue tener que pasar por una operación de espalda y su correspondiente rehabilitación. Me encontré con cuatro obstáculos tremendos:

- Desapegarme de mi identidad de considerarme una mujer fuerte y en forma por más de tres décadas y aceptar mi nueva situación mientras me esforzaba por mejorar.
- Sentir miedo a quedar discapacitada. Empecé a tener espasmos en la espalda que me debilitaban, incluso después de seis meses de la cirugía, ya que cada vez que estaba ansiosa o trastornada, sentía cómo las hormonas del estrés atravesaban mi cuerpo.
- Comprendí que había estado utilizando el ejercicio para eliminar el exceso de energía que me producían los ataques de ansiedad. Tras treinta años confiando en el ejercicio para lograr calma y estabilidad, de repente me lo arrebataban de las manos.
- Todas las actividades favoritas que me daban alegría, como el baile, el submarinismo, el tenis y las clases de gimnasia, eran demasiado dolorosas para disfrutarlas debido al dolor crónico. Tuve que buscar otras formas de permanecer activa mientras gestionaba mi condición.

Durante ese periodo, descubrí algunas personas que hablaban abiertamente de su ansiedad. Antes de eso, yo vivía en una lucha silenciosa sintiendo que nadie me comprendía. Pero cuando leí los relatos de otras personas que experimentaban lo mismo, todo se aclaró de repente: ¡no estoy sola ni estoy loca!

CAYO HUESO: EL PRINCIPIO Y EL FINAL

Tras doce años de esfuerzo arduo, había construido un exitoso negocio de diseño de páginas web. Decidida a alcanzar el siguiente nivel del éxito, le hice a mi exmarido una oferta que no podía rechazar: que renunciara a su empleo y trabajara conmigo como socio y gerente, y que nos mudáramos a Cayo Hueso, Florida, para enfocarme en mi rehabilitación.

Llevábamos dieciocho años viviendo en Texas. Nuestros hijos ya habían abandonado el nido y estaban ocupados con sus propias vidas. Pensamos que sería genial tener una "experiencia isleña". Teníamos muy buenos recuerdos de Cayo Hueso de cuando nos escapamos juntos en 1990. Esperaba que este cambio fuera una nueva fase emocionante de nuestras vidas y nos ayudara a mejorar los conflictos de nuestro matrimonio. Ninguno de los dos tenía idea alguna de lo que nos esperaba.

Con solo llegar a la isla, me invadió una sensación innata de pertenencia. Cayo Hueso era un oasis absoluto de belleza y conexión con la naturaleza. Descubrí una comunidad espiritual que apoyaba mi reciente exploración en la meditación y el yoga. Emprendí un viaje interior de sanación, sumergiéndome de lleno en libros como *El Poder del Ahora* (1997) y *Una Nueva Tierra* (2005) de Eckhart Tolle, así como en *Los Cuatro Acuerdos* (1997) de Don Miguel Ruiz. Estos libros se convirtieron en herramientas poderosas que iluminaron mi mente y abrieron nuevos reinos en mi interior. Esta nueva aventura fue el comienzo de una profunda introspección en la que exploré por primera vez las profundidades de mi ser.

Por otro lado, iba a ser la primera vez que mi exmarido y yo podíamos explorar la relación y conectarnos sin distracciones tras veinticinco años juntos. Trabajar codo a codo en una pequeña isla parecía ideal, pero quedó claro que demasiado tiempo juntos podía desenterrar problemas sin atender y difíciles de solucionar.

Pasé por un despertar interior profundo y trascendental cuando empecé a practicar yoga y meditación. Cada día, los traumas sin atender de mi infancia y de mi matrimonio empezaron a salir de sus escondites, desatando una serie de emociones guardadas durante mucho tiempo y ocasionando graves estragos en mi matrimonio. Mi exmarido vivía en una depresión que había empeorado en los últimos trece años, y se negaba a buscar ayuda o apoyo profesional. Nuestra relación se derrumbaba y él ya no quería compartir actividades conmigo. Me animaba a buscar amigos en otra parte, y así lo hice.

Tras un largo examen de conciencia, decidí que había llegado el momento de hablar de los problemas que nos impedían tener una relación sana. Pero a él le resultaba difícil hacerlo debido a sus traumas sin resolver y a su falta de apertura emocional, algo que compartía con mi familia. Su miedo a enfrentar esas heridas lo condujo por una senda negativa en la que me veía como una adversaria en vez de una aliada para tratar de sanar y seguir adelante juntos. Tristemente, se negó a asumir la responsabilidad de sus palabras y su conducta. En vez de afrontar los problemas de pareja, me invalidaba afirmando que no había nada de malo en su forma de hablar o actuar y que todo se debía a que yo estaba "chiflada". Su manipulación me llevó a una espiral, a un ciclo interminable de confusión, en el que me sentía impotente y a menudo ignorada.

Mi matrimonio se estaba destruyendo a pedazos y empecé a padecer de fuertes espasmos en la espalda a causa del estrés, la depresión me abrumaba hasta el punto en que el suicidio parecía la única salida. El miedo a quedar discapacitada y a perder mi independencia era una carga enorme para mí. ¿Iba a seguir casada solo para sentirme segura y protegida económicamente? La historia de mi madre repicaba en mi mente.

A mis doce años, mis padres se divorciaron tras veinte años de matrimonio. Ocho años más tarde, a sus cuarenta y ocho años, a mi madre le descubrieron un tumor cerebral maligno. Renunció a su independencia para que mi padre la cuidara. Aunque él hizo todo lo que pudo para que esos últimos ocho años fueran tolerables, ella siempre se sentía desgraciada y finalmente falleció demasiado pronto, a los cincuenta y seis años.

Juré que no cometería el mismo error. A pesar de lo mucho que lo amaba, sabía que seguir juntos no era bueno para ninguno de los dos. Me dolía el corazón imaginar la relación que habríamos podido tener si hubiéramos logrado sanarla. Para no renunciar por completo a nuestro amor, ambos acordamos que una separación sería necesaria y beneficiosa si había alguna posibilidad de reconciliarnos en el futuro. Aunque nos separaban kilómetros de distancia, seguía existiendo la esperanza de que nuestros caminos pudieran volver a juntarse algún día.

A veces llegamos al punto de aceptar y entregarnos totalmente a una situación, aunque nos rompa el corazón. Tardé tres años más en llegar a esa verdad con mi divorcio. Al permitirme vivir lejos de nuestros conflictos, me embarqué en un profundo trabajo interior que acabó salvándome la vida.

Con este enorme cambio en ciernes, busqué refugio y consuelo en una distracción aún mayor: aprender español y sumergirme en la cultura de España. No sabía que mi aventura me impulsaría a descubrir una renovada fortaleza, aunque al principio sólo tratara de aliviar mi angustia.

MI AVENTURA EN ESPAÑA

Desde las bulliciosas calles de Madrid hasta una dulce siesta en Sevilla, me preparaba para un viaje inolvidable lleno de exquisitas tapas, una arquitectura impresionante y la pasión del flamenco. ¿Quién sabe? Quizás hasta podría toparme con un misterioso romance.

A pesar de ser uno de los países de mayor turismo del mundo, los estadounidenses no suelen comprender lo difícil que puede resultar tratar de vivir en el extranjero. Fui una verdadera ingenua. No es nada trivial enfrentar semejante cambio cultural y dominar un idioma nuevo. Adaptarse a la vida en un país extranjero es mucho más fácil si cuentas con alguien que te apoye, hablas el idioma, estás jubilado o ya tienes un empleo seguro.

No era mi caso. Dejé todo atrás: amigos, familia, pertenencias e identidades. Me fui sola a España. No conocía a nadie y apenas tenía nociones básicas del idioma. No entendía casi nada y no podía expresarme.

Como en una película, de la noche a la mañana, mi vida se transformó por completo. Era como vivir en una montaña rusa de emociones. Fue una aventura muy salvaje, elevándome en los momentos fantásticos y cayendo en picada en los instantes de tristeza y desolación. Pero en vez de rendirme o de volver a la seguridad de mi vida anterior, seguí adelante, dispuesta a descubrir lo que el universo me tenía reservado.

Hice todo lo necesario para aprender el idioma, desde ir a eventos de networking e intercambio de idiomas hasta contratar a un profesor particular. Fue fascinante vivir mi proceso de forjar nuevas amistades y lanzarme a aventuras fantásticas. Mis primeros dos años me dejaron un torbellino de recuerdos inolvidables, desde las vistas alpinas de Alemania hasta la costa italiana y los sitios históricos de Rusia.

Al cabo de cuatro meses, por fin encontré a mi amante español. Por desgracia, no era el romance de cuento de hadas que había soñado; él sólo quería ser "amigo con derechos". Como aún tenía esperanzas de salvar mi matrimonio, me pareció bien. Además, era como un paseo exótico al país de la fantasía. Nuestra amistad resultó ser todo un reto, por no decir otra cosa: los malentendidos eran frecuentes, dado su limitado inglés y mi español básico. Una vez superamos ese reto, nos lo pasamos en grande. Fue mi guía turístico, me contaba las tradiciones de su cultura y me presentó a su amplio círculo de amistades. Siempre que necesitaba ayuda, contaba con él.

Sin embargo, pronto descubrí que mi "nuevo amor" tampoco estaba disponible emocionalmente. Mi amante no sólo no me convenía; ¡sino que se convirtió más bien en la réplica del vínculo entre mi padre y yo! Era como revivir mi infancia, repitiendo el mismo patrón.

En mis momentos de soledad, buscaba consuelo en su

compañía. Por desgracia, el tiro me salió por la culata. En vez de encontrar seguridad, descubrí cadenas emocionales que me ataban a una existencia sofocante, carente de autoexpresión y aprobación. Por si la realidad no fuera lo bastante desalentadora, fue como una marea devastadora que me arrasó, dejándome desolada y sola sobre la cresta de la ola. Éramos dos almas perdidas que encontrábamos refugio y consuelo en el abrazo mutuo, pero el vínculo era más profundo de lo que jamás imaginé.

A pesar de esa sensación de ir retrocediendo en mi camino, en retrospectiva, es evidente que esa relación difícil y a veces dolorosa fue un catalizador necesario para mi sanación. Había crecido creyendo que cuando amaba a alguien, cuanto menos me abriera su corazón, más deseaba su amor, y durante toda mi vida había aceptado menos de lo que necesitaba para sentirme verdaderamente amada y valorada. La única persona que podía liberarme de todo eso era *yo misma*.

Había llegado a un punto muerto, obligada a enfrentarme a mis demonios en la forma de traumas infantiles, baja autoestima y soledad paralizante. Mi exmarido parecía decidido a seguir su camino en Australia con otra mujer. Al mismo tiempo, el corazón de mi amante seguía desesperadamente fuera de mi alcance. Hizo falta todo eso para darme cuenta finalmente de que estar sola no siempre significaba sentirme sola. Más bien, a veces estar sola te revela tu verdadero valor.

El regalo más increíble que me dejó mi tristeza fue la motivación para transformarme. Me costó mucho valor y conciencia crítica, pero aprender a amarme auténticamente me permitió ir en busca de la verdadera sanación.

En marzo de 2018, descubrí una entrevista con el doctor Joe Dispenza en la página de Facebook de un amigo, y mi vida cambió para siempre. Después de leer dos de sus libros, *Breaking the Habit of Being Yourself* (2012) y *You Are the Placebo* (2014) me registré para su programa de formación online. A los dos meses, tuve la maravillosa oportunidad de asistir a una de sus conferencias de formación avanzada en Cerdeña, Italia.

Tras una jornada fantástica de una semana, alcancé un nuevo y poderoso nivel en mis meditaciones. Combinar el yoga y la respiración con la disciplina de meditar de tres a seis horas diarias me brindó una paz incomparable. A pesar de que dormía sólo cuatro horas cada noche, empezaba cada día con energía y me mantenía enfocada en el presente durante toda la semana. Fue extraordinario. Recargó mi senda de sanación con energía turbo.

Cuando regresé a España, me reuní con mi amante y experimenté un glorioso orgasmo del otro mundo que me recorrió todo el cuerpo, desatado por la intensidad de las meditaciones que había estado practicando. Por supuesto, él lo atribuyó a que le echaba de menos. Aun así, fue un testimonio de lo poderosa que es nuestra mente y de lo benéfica que puede ser una práctica como la meditación en todos los aspectos de nuestras vidas. La vida está llena de sorpresas, y en ese momento tuve la bendición de tener un pequeño atisbo de las maravillas que me aguardaban.

Empecé a explorar las meditaciones guiadas que se enfocaban en la sanación de traumas cada mañana, tarde y noche, hasta un total de noventa minutos diarios. Es cuestión de darle prioridad a tus objetivos. Si lo conviertes en una prioridad en la vida, el universo te ayudará a crear un espacio para estos hábitos nuevos. En mi caso, significaba dejar de ver películas o series. Encontré una gran cantidad de meditaciones sobre el perdón, cómo amarte a ti mismo, la gratitud y cómo elevar tus vibraciones. Todo eso me ayudó a conectarme más profundamente conmigo misma para lograr una sanación formidable.

Una de las lecciones más potentes que encontré fue una meditación llamada un Selfi de Oxitocina (Selfie Oxitocin). Resulta ser que podemos generar oxitocina al enfocarnos con intención en los sentimientos positivos como la gratitud, el amor o la alegría. Cuando lo hice, sentí la energía de alta vibración como un hormigueo por todo mi cuerpo. Las endorfinas corrían por mis venas como si cada nervio de mi cuerpo estuviera electrificado con energía. Enfocarte en tu interior puede hacer esto por ti. Es la recompensa de la naturaleza para aquellos que se atreven.

Empecé a investigar y a formarme en más temas relacionados con los traumas, el Trastorno de Estrés Postraumático TEPT, la ansiedad, la depresión y las adicciones, por no mencionar mi inmersión profunda en temas como la neurociencia, la manifestación de tus metas y la espiritualidad. Por medio de todos esos estudios, creé una práctica poderosa para prosperar en mi crecimiento personal y ayudar a los demás a hacer lo mismo.

Mientras me embarcaba en un viaje de profunda autotransformación, se produjo un giro inesperado que me dejó vacilante. Mi empresa perdió algunos clientes importantes, y nuestros ingresos mensuales disminuyeron drásticamente. Ya no podía depender de ella para vivir aquí. Desafortunadamente, mi exmarido podría haber sido un mejor gerente y socio. Desde el principio sólo había dedicado veinticinco horas semanales al negocio. Y luego simplemente dejó de atenderla. No sólo dejó de llevar a cabo las reuniones periódicas con el personal, sino que no respondía a ningún asunto relacionado con el trabajo. Sin aviso ni explicación, las veinticinco horas se convirtieron rápidamente en cero.

Con una montaña de deudas empresariales y sin dinero, era imposible para mí regresar a casa. Literalmente, no podía permitirme volver a vivir en los Estados Unidos. Me encontraba sola en un país extranjero, con poco dinero y sin permiso legal para trabajar. Aunque en ese momento parecía imposible que lo lograra, encontré la forma de llegar a fin de mes con una opción poco convencional: trabajar en negro. Sin otros recursos a mi alcance y dada la situación no-lucrativa de mi visado, el "dinero por debajo de la mesa" me permitió sobrevivir.

Mi talento para la comunicación se convirtió en mi salvavidas, y descubrí una oportunidad dorada ayudando a los profesionales españoles a perfeccionar su inglés. Así fue que comencé a dictar clases de conversación y lecciones particulares dos veces por semana, tanto en persona como a distancia a través de grupos de Meetup y otras plataformas gratuitas que conectan a profesores con alumnos. ¿Y la mejor parte? Esto no sólo me generó unos ingresos estables, sino que también forjé buenas relaciones con muchos de mis alumnos.

En el verano de 2019, mi exmarido y yo nos reunimos en Texas en la boda de mi hija. Muy pronto, ambos tuvimos claro que volver a estar juntos ya no era una posibilidad. Por respeto al día más importante de la vida de nuestra hija, guardamos silencio, sin querer que nada ni nadie empañara su alegría en una ocasión tan especial.

La boda fue un evento maravilloso, de esos que forman parte de nuestros sueños. La familia y los amigos nos reunimos en dos magníficas mansiones al pie de un resplandeciente lago de Idaho para compartir cinco días con los radiantes novios. Mi hija y su marido iluminaban la estancia con su amor mutuo y cada día rebosaba de amor y risas. La celebración fue inolvidable.

En uno de los momentos más importantes y monumentales de su vida, ¡mi corazón rebosaba de amor por mi hija! Un cúmulo de emociones me inundaban al verla unir su vida con el amor de su vida. Mi corazón se llenaba de alegría por ellos y, al mismo tiempo, tuve una profunda sensación de pérdida por el final de mi matrimonio. Ante el inmenso desafío emocional, hice acopio de todas mis fuerzas para reflejar tranquilidad. La atención plena y la meditación me ayudaron a mantenerme a flote cuando lo único que deseaba era desconectar mis emociones. Tengo recuerdos inestimables que atesoraré para siempre junto con incontables horas dedicadas a recuperar mi entereza y centrarme para no sucumbir de nuevo a la tristeza.

Tras la maravillosa unión de mi hija, me embarqué en un viaje al otro lado del mundo que me llenó de inspiración el alma. Tumbada en una serena playa de Indonesia, me sentí bendecida y cautivada por el poder hipnótico de unos hongos mágicos que en verdad me abrieron a la entrada a reinos cuya descripción es inefable. Durante seis gloriosas horas, me sentí invadida por un amor y una sanación que lo abarcaban todo, recordándome la realidad de estar viva. Se abrió la puerta a algo profundo dentro de mí. La experiencia fue tan cautivadora que me entraron unas ganas increíbles de seguir explorando ese magnífico reino.

Había abierto los ojos a las posibilidades terapéuticas de las plantas medicinales. Al regresar a España, vi muchos documentales y leí extensamente sobre su poder para tratar diversos problemas de salud mental cuando se utilizan con precaución, adecuadamente y con intención. Me embarqué en un viaje transformador con un grupo en España con el que aprendí mucho más y donde me ofrecieron un entorno seguro para el consumo de hongos de psilocibina. Con su ayuda y apoyo, viví una jornada increíble en la que aprendí a amarme a mí misma más profundamente que nunca.

MI CAPULLO

En febrero de 2020, la fuerza devastadora del COVID-19 sacudió España. El gobierno español impuso uno de los confinamientos más estrictos del planeta, cambiando drásticamente la vida tal y como la conocían los españoles. Valencia bullía de emoción mientras todos se preparaban para su fiesta más sagrada, Las Fallas de Valencia. Sin embargo, en un abrir y cerrar de ojos, ese ambiente de alegría se vino abajo cuando una inmensa y oscura nube se posó sobre nosotros. De repente, las calles ya no tenían vida ni sonido. Mientras el miedo se apoderaba de cada rincón de esta ciudad vibrante, los comercios cerraban sus escaparates presa del pánico y los vecinos se encerraban en sus casas. De la noche a la mañana, el gobierno alteró completamente nuestras vidas. Tras dos años en Valencia, empezaba a considerarla mi hogar. Mi español floreció y mis nuevas prácticas fortalecían mi cuerpo y mi alma. Trataba de conseguir una segunda prórroga del visado. Tenía en mente quedarme por un plazo largo y había que resistir como fuera.

Estuvimos todos en cuarentena durante siete largas semanas. Me encontraba confinada en las cuatro paredes de mi aparta estudio, sin balcón ni patio. Sólo podíamos salir a la calle para pasear al perro, si necesitábamos comida o si nos ocupábamos de los servicios básicos o teníamos algo suficientemente importante como para obtener autorización policial. Me impactó mucho ver cómo me arrebataban bruscamente mi libertad.

Con todo cerrado, la policía disponía de tiempo de sobra, así que andaban por ahí asegurándose que todo el mundo cumpliera las normas. Vi cómo paraban a la gente a pie, en bicicleta y en coche, y les ponían multas por no llevar mascarillas. Las multas eran de hasta 160 euros (169 dólares) por infracción. Las personas mayores tenían tanto miedo que si sabían que sus vecinos vivían solos y escuchaban a alguien más hablando en el apartamento, los denunciaban, y la policía venía y les ponía una multa.

Abrumada y desesperada por encontrar una forma de afrontar la situación, supe intuitivamente que mis prácticas me ayudarían a superarla. Practicaba yoga, subía las escaleras de mi edificio de apartamentos y bailaba para ejercitarme. Sí, yo fui una de esas que grababan videos bailando, pero de una forma *muy* creativa. Abría de par en par las ventanas de las enormes persianas que daban al edificio de mi vecino, de modo que la mayor parte de la pared quedaba al descubierto. Subía el volumen a toda, bailaba el "Cupid Shuffle" y programaba la grabación para que terminara exactamente a las 7 de la noche. ¿Por qué?

Cada noche, durante siete semanas, a esa hora, los españoles salían a sus balcones y ventanas para aplaudir ruidosamente durante diez minutos seguidos en señal de agradecimiento al personal sanitario. Cuando terminaba la canción, yo dejaba de bailar y todos empezaban a aplaudir. Me divertía mucho pensando que todos esos aplausos eran para mí. Busca en YouTube " COVID-19 Quarantine Dance With Me – Michele Schalin - Mindful Metamorphosis" y asegúrate de ver el último minuto, hasta el final.

Utilicé mi tiempo de encierro para lograr una evolución personal más intensa y gestioné todos los detalles de mi progreso. No veía películas ni series, sólo algún documental de vez en cuando. Me devoraba artículos y videos científicos sobre la conexión mente-cuerpo, la sanación de traumas, la programación cerebral, cambiar las creencias subconscientes, las técnicas de respiración, la sanación por medio del sonido y la vibración, y la espiritualidad. Todos los días escuchaba charlas espirituales y motivacionales inspiradoras en los intervalos entre clase y clase con mis alumnos españoles por Zoom. Escuchaba afirmaciones durante la noche mientras dormía y grababa mis afirmaciones y listas de gratitud personalizadas, que se convirtieron en parte de mi rutina diaria. Lo anotaba todo: mis pensamientos, comportamientos y cambios.

El destino quiso que justo antes del confinamiento consiguiera en los Países Bajos unas tabletas de chocolate con psilocibina. Por siete semanas, dediqué los sábados a trabajar en mi sanación: amor, agradecimiento y perdón hacia mí misma y hacia los demás. Estos hongos poderosos lo magnificaron todo exponencialmente, con resultados que eclipsaron todas mis expectativas.

Pasar tiempo en la naturaleza era imposible, así que tuve que hacer acopio de mi creatividad. Usaba aceites esenciales y sonidos relajantes de la naturaleza en YouTube para que mi mente creyera que seguía conectada con los elementos de la naturaleza. Para hacerlo aún más potente, me visualizaba inmersa en un escenario al aire libre mientras meditaba; esto profundizaba la sensación de paz y equilibrio.

Como una mariposa, salí de mi capullo cuando al fin se levantó el confinamiento. Había pasado por una transformación increíble en mi vida. El viaje de autodescubrimiento de cada persona es único. Para mí, ha sido la jornada de una heroína. Entrar en mi interior me producía mucho temor al principio, pero acabó siendo un proceso muy enriquecedor que sentó las bases para un crecimiento personal constante a lo largo de mi vida.

Por consiguiente, experimenté:

- Una profunda sanación emocional.
- Un incremento enorme de amor hacia mí y confianza en mí misma.
- Una sensación de empoderamiento e inspiración.
- Una mayor sensación de bienestar y satisfacción.

- Mayor energía y claridad.
- Mejor manejo de la ansiedad y la depresión.
- Mejoría en la concentración mental.
- Una conexión interior más sólida.
- Mejoría en el control de mis emociones.
- Cambio de mis creencias subconscientes.
- Descubrir el propósito de mi vida.
- Una Metamorfosis Consciente total.

Tras mi asombrosa transformación, sentí la vocación de ayudar a los demás a lograr su cambio poderoso. Mi empresa, Mindful Metamorphosis, nació de este crecimiento personal. Durante el confinamiento, InterNations (una conocida organización de networking para expatriados de toda Europa), me brindó una plataforma para empezar a facilitar talleres virtuales. ¿Mi misión? Empoderar a las personas dándoles herramientas para que puedan navegar por esta realidad global e incluso prosperar en ella, como lo hice yo. Fue muy gratificante conectarme con personas de todo el mundo y enseñarles a utilizar herramientas y técnicas prácticas para afrontar la ansiedad y la depresión.

Tras la cuarentena, España siguió imponiendo fuertes restricciones durante catorce meses. Seguí viéndolo como una oportunidad para acoger mi soledad, dedicar más tiempo a mis prácticas y reforzar los cimientos que ya había creado.

En junio de 2020 se me presentaron retos más complicados: divorciarme en los Estados Unidos cuando vivíamos en dos países distintos del extranjero, vender mi casa y obtener la prórroga de mi visa. El gobierno español me exigía veintiocho mil euros en mi cuenta bancaria, y yo solo tenía dos mil.

Necesitaba desesperadamente vender la casa que tenía alquilada en Texas. En diciembre conseguí el divorcio, pero mi casa seguía sin venderse y mi visa había vencido. Podría haber entrado rápidamente en modo de pánico. A pesar del caos que me rodeaba, me cuidaba conscientemente con prácticas de atención plena en el cuidado de mí misma que me ayudaron a mantenerme a flote y me capacitaron para conservar la calma en esa situación difícil.

REGRESAR A CASA PARA SEGUIR MI PROCESO DE SANACIÓN

Cuando mi casa se vendió por fin en enero de 2021, sentí una urgencia profunda de volver a los Estados Unidos. Esto me conmocionó tanto a mí como a los que me rodeaban. El mensaje fue inesperado pero poderoso: volver a casa para salvar mi negocio y reunirme con mis hijos adultos.

Al instalarme en mi nuevo apartamento de Texas ocurrió algo maravilloso: ¡había pájaros que revoloteaban por mi balcón todos los días! Me sentía muy afortunada, sobre todo después de haberme visto privada de la naturaleza por tanto tiempo. Muy pronto, tuve la fortuna de ver que una pequeña familia crecía ante mis ojos, mis nuevos vecinitos.

Podía palpar el estrés ante la presión de reactivar mis dos negocios y enfrentar una montaña de deudas que se cernía sobre mí. Por suerte, tenía el dinero de la venta de mi casa para mantenerme. Con ese colchón, inauguré talleres y clases online enfocados en la Metamorfosis Consciente. Pero esta vez también quería ofrecer una experiencia profunda de transformación, algo que pudiera tocar las vidas de forma duradera.

En mi temporada en España había descubierto el poder transformador de la respiración y el sonido. De regreso a Austin, empecé a participar en grupos que combinaban estas prácticas. Había experimentado grandes cambios que transformaron mi vida, desde la liberación de energía y la sanación de traumas hasta una profunda conexión energética con los demás y lograr una visión divina de la vida. ¡Ésta era la experiencia transformadora que deseaba compartir con los demás! Empecé a facilitar mis sesiones grupales y privadas con resultados excelentes.

Mientras continuaba con mis estudios, me impactó profundamente el influyente trabajo del doctor Gabor Maté. Es un alma brillante y compasiva, que tiene ideas increíbles sobre cómo el trauma afecta a todos los miembros de nuestra cultura y cómo afecta a nuestras vidas si se deja sin resolver. Me dediqué de lleno a escuchar sus conferencias, entrevistas y programa online, y supe que había llegado el momento de volver a mi interior. Me bastó con ver su documental de 2021, The *Wisdom of Trauma*, junto con algunas ceremonias con plantas medicinales, para vivir otra extraordinaria oleada de transformación, aún más profunda que la anterior.

Unas semanas después, tras un masaje terapéutico, me dirigí a la cafetería para reflexionar un poco. Mi bolígrafo recorría el papel mientras las emociones de mi infancia fluían por la página que tenía ante mí. Cuando solté el bolígrafo y miré lo que había escrito, ¡fue como si alguien me hubiera golpeado en el pecho! Había experimentado todas esas emociones en

España. Vivir en el extranjero me había permitido procesar algunos de los momentos más difíciles de la vida de una manera totalmente nueva. Finalmente, había descubierto, afrontado y sanado mis traumas del pasado, algo que antes parecía imposible. Sentí como si mi alma y el universo se hubieran alineado para este momento.

MANIFESTEMOS JUNTOS

Vivir en este mundo caótico requiere un enorme autocuidado y un esfuerzo consciente para conservar una actitud positiva. Por eso me aseguro de que cada día esté lleno de actividades que cuiden mi espíritu, desde meditar, respirar y hacer ejercicio hasta escribir un diario, hacer listas de agradecimiento o escuchar vídeos que motiven e inspiren. Hago todo esto cada día porque es necesario. Para mí es la mejor manera de vivir con menos estrés y tener una actitud positiva, agradecida y pacífica.

Estoy asombrada y agradecida por mi extraordinaria transformación. Cuando observo esta nueva etapa de mi vida siento como si fuera un lienzo en blanco a la espera de una obra maestra creativa. Cada día nos brinda una oportunidad única para aprender algo importante, cuidar las relaciones cercanas y lejanas, o simplemente reflexionar. Y lo que es más importante, ¡reboso de entusiasmo por compartir mis conocimientos e ideas contigo!

Aprovecha tu fuerza interior aprendiendo hábitos que te vuelvan impermeable a las influencias externas que escapan a tu control. Puedes manifestar lo que desees como un inventor que le da vida a su invento. Empieza por creer en ti.

"Te conviertes en lo que piensas. Atraes lo que sientes. Creas lo que imaginas".

-BUDA

CAPÍTULO DOS

TUS PENSAMIENTOS TE ENFERMAN

La fuerza de nuestra mente se asemeja a un superpoder. Un solo pensamiento puede cambiar instantáneamente nuestro estado físico y mental. Una avalancha de pensamientos negativos posee el poder increíble que altera drásticamente las respuestas bioquímicas del cuerpo para liberar un exceso de hormonas del estrés que generan dolor físico y enfermedad. Todos sabemos cómo se siente el agobio y la ansiedad. El cuerpo se tensa. Experimentamos dolor emocional y físico, noches de insomnio o una sensación general de malestar.

El estrés es un fenómeno complejo que puede afectarnos de formas inesperadas. Factores estresantes emocionales, como enfermedades en la familia, preocupaciones económicas o incluso las congestiones de tráfico, no sólo afectan tu estado de ánimo, sino que también tienen consecuencias fisiológicas tangibles. Nuestro cuerpo cambia constantemente entre los sistemas simpático (luchar/huir) y parasimpático (descansar/recuperarnos) para mantener el equilibrio. El primero es responsable de nuestro instinto de supervivencia. El segundo nos ayuda a mantener fuerte nuestro sistema inmune permitiendo los estados de reposo y recuperación.

Desafortunadamente, en el mundo de hoy en día con estresantes plazos que cumplir, el sistema simpático prevalece con demasiada frecuencia, dejándonos vulnerables a graves repercusiones mentales, emocionales y físicas.

Los animales reconocen intuitivamente la necesidad de descansar tras un evento estresante y responden con prontitud a sus necesidades fisiológicas. Desafortunadamente, los humanos somos más propensos a recurrir a los estimulantes en vez de dedicar el tiempo necesario a recargar nuestro organismo.

A menudo nuestra mente nos engaña haciéndonos percibir amenazas donde no existen. Esto activa la respuesta de luchar/huir, invadiendo nuestro cuerpo de cortisol y adrenalina como si enfrentáramos un peligro real. Vemos una alarmante tendencia a las enfermedades "mediadas por el sistema inmune" que pueden atribuirse al estrés crónico que pone a prueba al sistema inmune más allá de sus límites y durante demasiado tiempo. Es esencial que nos volvamos conscientes sobre cómo reaccionamos ante los pensamientos estresantes. Sólo entonces podremos hacer una pausa y elegir respuestas diferentes.

Los científicos saben, desde hace décadas, que un exceso de cortisol en el organismo puede debilitar sus defensas. Para reducir el riesgo de rechazo durante las operaciones de trasplante de órganos, los cirujanos administran dosis de esta hormona para garantizar que el organismo del receptor lo acepte con éxito.

Nuestros cuerpos pueden volverse adictos a la intensidad

de las hormonas del estrés, lo que facilita que quedemos atrapados en un ciclo de emociones negativas y autosabotaje. Nos sentimos tan cómodos con esa intensidad que a menudo buscamos relaciones tóxicas o situaciones estresantes sólo para alcanzar esa intensidad otra vez.

Una noche, experimenté una oleada inesperada de ansiedad que se manifestó como una opresión en el estómago. Me pareció extraño porque no estaba pensando en nada estresante. Observé cómo mi mente daba vueltas, buscando un pensamiento perturbador que pudiera asociar con mi sensación física. Gracias a las habilidades que venía cultivando, pude elegir una perspectiva más elevada en vez de sucumbir a un posible ataque de las hormonas del estrés. Rápidamente, me enfoqué en algo por lo que estaba agradecida y emocionada, y mi cuerpo regresó a un estado de calma. Esto marcó un poderoso hito en dos frentes: había adquirido suficiente conciencia como para controlar mis pensamientos, ¡y me di cuenta por primera vez de que el pensamiento negativo no era el único activador de mi ansiedad! Pronto comprendí que la ansiedad podía deberse a un exceso de tiempo frente a la pantalla, a un tiempo insuficiente en la naturaleza y a emociones reprimidas, por mencionar algunas razones.

Que quede claro. No sugiero una positividad tóxica, sino algo mucho más poderoso: cambiar nuestros patrones de pensamiento de negativos a positivos. No se trata de evitar o reprimir las emociones, sino de cómo elegimos ver la vida. Esta intuición marcó un nuevo control sobre mi mente y las reacciones de mi cuerpo.

Nuestros cuerpos no son sólo un conjunto de partes diferentes.

Por el contrario, el cuerpo es un organismo interconectado que funciona armoniosamente con sus distintos componentes, trabajando juntos a la perfección, como lo hace la naturaleza. Tras décadas de investigaciones y un polémico debate sobre el impacto que tiene la mente sobre nuestra salud física, es sorprendente que la conexión entre la mente y el cuerpo se siga considerando como algo debatible por muchos profesionales de la medicina, a pesar de la infinidad de pruebas que así lo demuestran. La reticencia puede deberse al desconocimiento de los hallazgos actuales, a la insuficiencia de oportunidades de formación continua en su especialidad para los profesionales, o a que el afán de lucro es una tentación demasiado grande cuando los pacientes asumen la responsabilidad de cuidarse holísticamente con resultados positivos.

Sorprendentemente, a pesar de los claros beneficios de la atención plena y la meditación, las facultades de medicina de los Estados Unidos financiadas por las empresas farmacéuticas siguen reacias a incorporarlas en sus planes de estudio. Esto plantea cuestionamientos cruciales sobre cómo la medicina moderna capacita a la siguiente generación de médicos y hasta qué punto debemos confiar en nuestro sistema de salud actual.

Nos encontramos en la edad dorada de la neurociencia, donde la ciencia y la tecnología nos han permitido explorar el poder de la neuroplasticidad, la capacidad de transformación de nuestro cerebro. Gracias a avances increíbles, podemos observar el cerebro mediante sofisticados dispositivos de imágenes. Hemos recorrido un largo camino desde que dependíamos exclusivamente de los rayos X.

Los científicos han descubierto que estaban equivocados

respecto a todo lo que creían previamente sobre el cerebro humano. Ahora sabemos que es posible crear nuevas vías neuronales que se relacionan con los distintos patrones de pensamiento y conducta. Y lo que es más significativo, esta investigación ha verificado la relación crítica entre el cuerpo y la mente, demostrando sin lugar a dudas, que somos un organismo completo con un potencial fantástico en cuanto a la capacidad de sanarnos.

Nuestra salud física y mental están inextricablemente enlazadas, como lo demuestran nuestros robustos sistemas parasimpático y simpático, los cuales resaltan la forma en que el estrés intenso puede impactarnos, un concepto respaldado por décadas de investigación médica. Para profundizar en esta conexión, puedes consultar algunas charlas en TED, documentales y podcasts de médicos, terapeutas y neurocientíficos destacados que nos invitan a la reflexión.

El estrés no es algo que nos impone el destino; es el resultado de la percepción de nuestras experiencias vitales. Todo está en nuestra mente. Tenemos el poder de observar nuestras interpretaciones y reacciones, lo que nos permite tener una perspectiva más sana de los altibajos de la vida. Con una mente relajada y pensamientos positivos, nuestro cuerpo entra en el modo de descanso y recuperación, lo cual estimula los procesos reparadores, incluyendo la disminución de la frecuencia cardiaca mediante la liberación de acetilcolina, una hormona esencial responsable de mejorar la inmunidad, mientras elimina las respuestas a los niveles elevados de estrés previos. Nuestro cuerpo sabe instintivamente que descansar es algo seguro, que nos permite restaurarnos y recalibrar nuestro sistema inmune.

Los pensamientos positivos como la gratitud y el amor contribuyen a nuestra felicidad y bienestar. Cuando nos sentimos más agradecidos y practicamos con regularidad actos de bondad hacia los demás, nuestro cerebro libera tres potentes sustancias químicas en el organismo: oxitocina, dopamina y serotonina. La oxitocina nos hace sentir más cariñosos y nos produce una sensación de pertenencia. La dopamina nos brinda lo que llaman "el placer de servir", y la serotonina nos ayuda a regular nuestro estado de ánimo, manteniéndonos más tranquilos y centrados. A medida que se liberan estas sustancias químicas de bienestar, se fortalecen las vías neuronales del cerebro. Con el tiempo, actualizas tu cerebro, lo que conduce a un sistema inmune más robusto, una presión arterial más baja, una mayor satisfacción con la vida y más alegría.

Tu cuerpo está siempre en uno de estos dos sistemas dependiendo de tus patrones de pensamiento, así que elige sabiamente lo que piensas. Tener una actitud de aprecio hacia ti y tu mundo te abrirá la puerta a la paz interior. Te sentirás empoderado para asumir el control sobre cómo quieres que transcurra cada día, en vez de sentirte abrumado por lo que la vida te depara.

¡Sé lo que estás pensando! "Sí, claro, genial, Michele. Parece información valiosa, pero no tengo ni idea de cómo hacerlo. ¡Mi cerebro nunca se apaga y es imposible controlar mis pensamientos!"

Sé a lo que te refieres. Mi mente también viaja a la velocidad del rayo. Sé lo que se siente estar estresada tratando de seguir el ritmo vertiginoso de la vida, pero soy la prueba viviente de que puedes asumir el control. Con sólo un poco de educación básica y unas cuantas herramientas inteligentes como el entrenamiento mental, la meditación y la práctica de la atención plena en tu haber, tus logros serán ilimitados. Y si esta pensadora hiperactiva ha logrado darle un giro radical a su vida, tú también puedes hacerlo. Confía en mí. ¡Tú puedes!

"Lo que nos define es nuestra visión del futuro o nuestros recuerdos del pasado".

-DOCTOR JOE DISPENZA

CAPÍTULO TRES:

CAMBIA TU FORMA DE PENSAR

Tu diálogo interior es la pluma que escribe tu realidad. Cada pensamiento y cada palabra que elegimos redacta la historia sobre cómo se desarrollará nuestra vida. Si reprogramamos nuestra forma de pensar y de hablar podremos abrirnos a un potencial ilimitado.

Asistimos a talleres y seminarios, leemos libros y tomamos clases, pero ¿por qué estas actividades rara vez se reflejan en resultados en nuestras vidas? La razón es que estos métodos de aprendizaje están dirigidos al cerebro consciente; la repetición es la única forma de cambiar los programas que dirigen la película en lo más profundo de tu subconsciente.

El ritmo frenético de nuestras vidas modernas a menudo nos impide seguir adelante. Nos levantamos dispuestos a empezar el día, pero seguimos encadenados a las preocupaciones del ayer. Cada uno de estos pensamientos lleva asociada una emoción. Tan pronto empezamos a tener esas sensaciones en nuestro cuerpo, estamos en modo de supervivencia y viviendo en el pasado.

Llevaba años atrapada en ese círculo vicioso, despertándome con ansiedad, abrumada por la larga lista de tareas sin terminar de la víspera. Quedé impactada cuando comprendí que eso se llamaba "vivir en el pasado". ¡Debía acabar con eso! Esa frase tan contundente encendió una chispa en mi interior, dándome el valor para actuar y crear un cambio importante en mi interior.

Transformar el miedo en entusiasmo auténtico desbloqueará una vida llena de posibilidades sustituyendo sencillamente el "tengo que hacerlo" por la frase más motivadora "tengo la oportunidad de hacerlo". La mente es una fuerza poderosa que dirige nuestra energía. Nos abruma si la canalizamos hacia las carencias, la infelicidad y la ansiedad. Si nos enfocamos en la abundancia y en todos los dones que nos rodean, la satisfacción y la tranquilidad surgirán naturalmente.

¿Quieres ver cómo funciona? Cierra los ojos y reflexiona en algo que deseas. Crea con el mayor detalle posible una imagen de tu realidad futura y genera emociones de amor, gratitud y alegría, concentrándote en ellas con intención. Luego sumérgete en esas sensaciones cálidas hasta que invadan todos los rincones de tu cuerpo. Tómate todo el tiempo que necesites. ¿Cómo te fue? ¿Tuviste alguna sensación en la zona de tu corazón? Al sentir con intensidad tus afirmaciones ¿percibiste una mejoría de tu energía y de tu estado de ánimo en general?

Las emociones son energía y comprender el poder de la energía nos ayuda a entender mejor que nuestros sentimientos nos afectan física y mentalmente. La meditación frecuente puede ayudarte a sentirte más feliz y saludable. La vibración de tu cuerpo cambiará a niveles más elevados, emitiendo una energía más vibrante. Así como las hormonas del estrés drenan tu energía, los pensamientos de vibración más elevada pueden proporcionarte una energía casi ilimitada.

Cada mañana es un lienzo en blanco, rogando que lo llenes con los colores de la vida. En vez de rumiar en la mente sobre nuestras carencias, detengámonos a maravillarnos en todo lo que tenemos: todo aquello que damos por sentado, como la seguridad, la libertad, la salud y nuestros seres queridos.

NUESTRAS CREENCIAS BÁSICAS

Todo se reduce a tus creencias básicas, a los fundamentos de tu forma de ver la vida, las cuales informan y le dan forma a tu percepción, y si no cambian, todo lo demás se queda como está. Si quieres lograr una diferencia notable en tu vida, sea grande o pequeña, debes empezar por modificar estas perspectivas fundamentales.

Lo que crees sobre ti es vital. A la mayoría de nosotros se nos enseña a aceptar las expectativas de la sociedad como propias, y al hacerlo, a menudo les otorgamos el poder de elegir nuestro camino. Nos quedamos atrapados en un ciclo en donde las creencias subconscientes nos impiden vivir la vida que realmente deseamos en lo profundo de nuestro interior.

En su libro *The Top Five Regrets of the Dying* (De qué te arrepentirás antes de morir) (2011), Bronnie Ware, enfermera australiana dedicada a atender pacientes durante las últimas doce semanas de vida, descubrió que el principal remordimiento de las personas en su lecho de muerte era no haber vivido una vida siendo fieles a sí mismos. Habían vivido según las expectativas de los demás.

Nuestra familia y la sociedad nos inculcan muchas de nuestras creencias durante la infancia. Esta programación oculta afecta enormemente la forma en que nos percibimos, lo que a menudo nos lleva a sentirnos insatisfechos y desconectados. Si no te das cuenta de que te estás saboteando, no podrás salir del bucle que sigues reproduciendo en tu mente. La mayoría de la gente no comprende que sus pensamientos y creencias influyen directamente en sus experiencias de vida.

Somos seres programados funcionando constantemente en piloto automático. Los neurocientíficos nos dicen que el noventa y cinco por ciento del tiempo operamos desde nuestra mente subconsciente, una bodega poderosa llena de creencias y valores programados con antelación que nos fueron transmitidos. Debemos asumir el control consciente sobre estos programas, o determinarán en quiénes nos convertiremos.

Cuando eres infeliz con tu vida y no ves nada de lo que haces como parte de esa infelicidad, te percibes como una víctima. Si todos nos consideramos víctimas y vemos nuestras circunstancias externas como el origen de todos los problemas, acabamos teniendo el mundo que tenemos ahora: seriamente polarizado, señalándonos y culpándonos los unos a los otros. Es esencial que identifiquemos la forma en que la dinámica familiar y las normas sociales influyen en nuestro bienestar y adoptar una perspectiva más elevada con el fin de crear cambios mentales y físicos positivos.

Para llegar a trascender mi eterna batalla con mi ansiedad y mis pensamientos repetitivos sobre un mismo tema, tuve que aprender la diferencia entre lo que pensaba y lo que sentía en mi corazón. Al principio, fue bastante complicado ya que nunca me habían enseñado a procesar mis emociones, más bien me habían inculcado que debía reprimirlas. Con la práctica, aprendí la diferencia entre los pensamientos absurdos y negativos que me causaban estrés y la emoción intensa que necesitaba expresar.

Mi corazón

Tras una llamada difícil y abrumadora con una amiga, tuve que contener mis lágrimas a toda costa. Con mi antigua positividad tóxica a cuestas, decidí afrontar el día con productividad y gratitud, en vez de dejarme abatir. A veces, estar ocupada sigue siendo mi mecanismo de supervivencia cuando las cosas se ponen difíciles.

Pero esta vez tuve la conciencia de detenerme un instante en lugar de reaccionar en piloto automático. Me senté, cerré los ojos, entré en mi interior y descubrí una sensación física innegable en el corazón, como un peso, acompañada de oleadas de tristeza que me invadían.

Me tomé un descanso y salí al aire libre, sintiendo la tierra bajo mis pies descalzos para arraigarme. Derramé muchas lágrimas y respiré profundamente el aire fresco mientras practicaba yoga y meditaba. Treinta minutos bastaron para que el resto de mi día fuera precioso; estaba feliz, relajada y en paz. Dedicar tiempo a reconocer y expresar mis emociones cambió las reglas del juego. Mi antigua manera de actuar me habría conducido a tener un día lleno de ansiedad.

Aferrarnos a nuestras emociones es como dejar en el fuego una olla a presión; acabará explotando de formas indeseadas. Reprimirlas sólo provoca problemas más graves: ansiedad, insomnio e incluso dolor físico. ¿Qué es lo mejor que puedes hacer? Déjalas salir antes de que te quemes.

Mi mente

Asistí al concierto de los Rolling Stones en mayo de 2022 y me sentía como electrizada. Desde el primer momento, mi cuerpo se estremecía de ilusión. Se podía palpar la energía de las diez mil personas reunidas tras dos largos años de restricción y confinamiento provocados por el COVID-19.

Apenas me había acomodado en mi asiento cuando me sorprendió una energía intensa y envolvente. Cada célula de mi cuerpo se fue llenando rápidamente de ansiedad, y surgió de mi interior un instinto natural de salir huyendo. ¿Cómo iba a sobrevivir a este calvario de dos horas?

Respiré hondo y moviéndome al ritmo de la música, me dejé llevar por el momento y me dije: "Michele, no te preocupes. Estás a salvo. Sigue adelante y disfruta de esta experiencia épica. Este concierto es histórico. Hace más de dos años que no tenemos una conexión colectiva tan íntima con artistas icónicos como éstos, así que disfrútalo mientras puedas. ¿Quién sabe si volverán a estar aquí o cuánto durará su música? Aprecia este momento compartido de pertenencia".

Con cada inhalación profunda, la tensión se derretía. De repente, la gratitud reemplazó a la ansiedad como si alguien hubiera accionado un interruptor. En unos breves instantes, pude controlar ese intenso nivel de energía como nunca, un giro impresionante de 180 grados en comparación con lo que habría sido una enorme decepción. ¡Estaba fascinada! Desbloquear esa capacidad, que me había eludido antes, fue un salto cuántico, algo que jamás habría sido capaz de lograr antes de mi práctica de meditación y la programación de mi mente.

¿Ves la diferencia? Después de la conversación con mi amiga, sentía pesadez en el corazón, un sentimiento que necesitaba expresarse. Durante el concierto, los pensamientos negativos de mi mente me generaron ansiedad. Al principio, discernir la diferencia es complicado, pero no te preocupes. Te convertirás en experto en poco tiempo. Con práctica y dedicación, comprenderás fácilmente, como me ocurrió a mí.

Respiración profunda y diálogo interior

Adoptar tanto la respiración con intención como el poder de las afirmaciones positivas es como un bálsamo calmante para tu mente y tu cuerpo. Al concentrarte en cada inhalación, estimulas el nervio vago, que fomenta la relajación de todo tu sistema. Al mismo tiempo, utilizas palabras cariñosas para asegurarte que todo irá bien, como si le hablaras con cariño a alguien que necesita consuelo en un momento difícil. Al trabajarlas conjuntamente, las hormonas del estrés del cuerpo se pueden calmar y equilibrar para crear una sensación de homeostasis y paz interior.

En nuestras vidas, todos vivimos situaciones que se salen de nuestro control. Sin embargo, con conciencia y comprensión conscientes, podemos acceder a algo más grande que nosotros mismos para que nos ayude en los momentos difíciles. Al crear un espacio para la autorreflexión y la observación, podemos proteger nuestro sentido de identidad para que no se enrede demasiado con nuestros sentimientos.

Los pensamientos son el lenguaje de la mente y los sentimientos son el lenguaje del cuerpo

¿Vives según el lenguaje de tu mente o de tu cuerpo? Nuestras mentes se convierten a menudo en un patio de recreo infinito lleno de pensamientos. Constantemente nos vemos atrapados rumiando las ilusiones del pasado o suponiendo lo que podría ocurrir en nuestro futuro. ¿Te has puesto a pensar alguna vez qué tanto de todo eso se basa en la realidad? Aceptamos esas ideas como si fueran ciertas sin cuestionarlas, lo que nos conduce a niveles de estrés abrumadores. Si nos hacemos más conscientes de este fenómeno, podemos protegernos de sus efectos potencialmente agobiantes.

Nuestros cuerpos siempre tratan de mantenernos a salvo enviándonos señales por medio de las emociones y las sensaciones físicas. Sin embargo, a menudo nos resistimos a escuchar con atención esas señales sutiles que nos perturban. Nuestro cuerpo nos grita y nosotros le decimos que se calle. Es una locura, y todos lo hacemos. Tómate un tiempo para conectarte con tu intuición innata y seguir atentamente su guía. Tu cuerpo tiene las respuestas que buscas. Permítete aprender de él, y podrás lograr una verdadera transformación.

PREPÁRATE PARA DANZAR

Es inevitable que te encuentres con viejos patrones de ideas o conductas que te alejen de tu paz. No te tomes esto como un fracaso. La repetición entrena tu mente subconsciente para alcanzar una mayor conciencia. Si persistes, se debilitará el impacto de esos patrones sobre ti, y necesitarás esforzarte menos para alcanzar el éxito. Pero debes ser consciente de algunos factores que trabajarán en tu contra. Comprender esto ayudará a incrementar tu motivación y dedicación al proceso.

- Cuando te propones hacer cambios positivos, tu cerebro intenta convencerte de dar marcha atrás produciendo pensamientos negativos.
- Tus hábitos de toda la vida son muy difíciles de romper para el cuerpo y la mente. De hecho, tu cuerpo se vuelve adicto a las hormonas del estrés que produces.
- Muchas veces, las personas más cercanas a nosotros no reconocen ni aprecian nuestra transformación. Es de esperar que algunos amigos y familiares no apoyen tus nuevos y fascinantes progresos.

Ser maestros de nuestro desarrollo personal y crecimiento espiritual no es un proceso lineal; comprenderlo a nivel intelectual es sólo el principio. Al contrario, exige gracia y flexibilidad a medida que navegamos por los giros inesperados de la vida, al igual que la danza que requiere precisión e improvisación para producir su arte más bello.

No me malinterpretes: con esto no pretendo atemorizarte ni disuadirte. ¡Tú puedes lograrlo! ¡Quieres lograrlo! Sentirás una gratitud y felicidad enormes por haber decidido asumir las riendas de tu vida. Sin embargo, anda con los ojos abiertos. Así tendrás expectativas más realistas, y tu sanación se convertirá en un fascinante viaje de exploración. Es un proceso de toda la vida; siempre estarás aprendiendo y mejorando. Conviértelo en un juego divertido, y el viaje será maravilloso.

Recapitulemos por un momento las ideas esenciales que hemos explorado hasta aquí:

- Tus pensamientos son la fuente de la que surge toda tu experiencia.
- ¿No te gusta lo que ocurre? Vuelve a redactar tu historia.
- Al asumir el control de tus pensamientos, puedes empoderarte para dejar de ser una víctima.
- El subconsciente dirige la película el noventa y cinco por ciento del tiempo.
- En gran medida, nuestro sistema de creencias y su influencia se forman en la infancia.
- La repetición es la clave para reprogramar tu mente subconsciente.
- Tenemos dos lenguajes: nuestros pensamientos y nuestros sentimientos. Aprenderás a desenredar el diálogo entre la programación negativa de tu mente y las emociones que necesitas expresar.
- La respiración profunda y un diálogo interno amoroso y de apoyo son recursos inestimables que puedes utilizar en cualquier momento.

En vez de criticarte por no alcanzar la perfección, adopta un enfoque basado en la comprensión y la ternura. Siempre será más beneficioso a largo plazo. La clave del éxito reside en un corazón lleno de apoyo incondicional que te ayudará a alcanzar metas más elevadas de lo que jamás podrías lograr con un juicio severo.

"Lo que definitivamente no necesitamos cuando estamos en pleno dolor es avergonzarnos de ser humanos".

-BRENÉ BROWN

CAPÍTULO CUATRO

SENTIR LA EMOCIÓN VERSUS CONVERTIRTE EN LA EMOCIÓN

Las emociones son como las mareas cambiantes de un océano, que suben y bajan en un instante. Pero cuando nos convertimos en la emoción, ocurre otra cosa. Las viejas historias se apoderan de nuestra mente, dejándonos completamente abrumados y desvalidos. En vez de dejarnos dominar por ellas, es posible capear esas olas con mayor gracia. Comprender esta distinción es vital para dominar el arte de regular nuestros estados de ánimo y aumentar nuestra inteligencia emocional.

Es una realidad desgarradora que muchos de nosotros no nos amamos ni nos aceptamos y estamos llenos de miedo y juicios. Nos enseñaron desde una edad temprana a reprimir nuestras emociones humanas básicas, dejando generación tras generación con el corazón roto y la mente herida en busca de conexión y aprobación, una búsqueda a menudo enmascarada por las adicciones para escapar de la confusión interior. Esto ha creado sociedades tóxicas en todo el mundo, en las que a veces parece imposible mostrarse auténticos para no ser rechazados o juzgados duramente por quienes nos rodean. No es sorprendente que muchos de nosotros suframos de traumas severos en nuestra autoestima y nuestras relaciones.

¿Has pensado alguna vez por qué somos tan estrictos con nosotros y con los demás? En Estados Unidos vivimos en una cultura que valora el éxito, la ambición y el dinero por encima de todo lo demás. Esta forma de pensar fomenta el egoísmo, la competencia sustituye a la colaboración y la agresión ocupa el lugar de la aceptación. Nuestra naturaleza humana auténtica es conectarnos, colaborar y servir, pero vivimos en una sociedad que a menudo parece empeñada en pisotear esa naturaleza hasta convertirla en polvo.

La vida no siempre es cuestión de arcoíris y mariposas. Más bien, es un viaje lleno de triunfos y caídas. Nos han enseñado que la vida debe ser un cuento de hadas lleno de satisfacción y alegría, y cuando nuestras expectativas no se ajustan a la realidad, eso puede conducirnos por un camino peligroso lleno de resentimientos. Cuando en nuestra vida ocurren eventos que no nos parecen justos o no obtenemos lo que creemos merecer, nos enojamos y nos volvemos cínicos.

El mayor desafío al que nos enfrentamos en la vida es aprender a manejar eficazmente nuestro caos interior, en vez de dejarnos consumir por él cuando las circunstancias externas lo activan. Nos sentimos constantemente invadidos por la vida. Queremos una cosa pero obtenemos otra o no recibimos nada en absoluto, lo que nos deja estresados, disgustados e incluso avergonzados. Solitarios en nuestra lucha, a menudo somos incapaces de expresar el dolor y la incomodidad que enfrentamos.

Nuestro diálogo interior oculto puede ser increíblemente

perjudicial, lo que se observa en afirmaciones como:

- Soy tan estúpido.
- No puedo hacer nada bien.
- No tengo fuerza de voluntad.
- Nunca podré hacerlo.
- No sirvo para esto.
- Soy un perdedor.
- Es demasiado difícil para mí.
- Siempre me pasan cosas malas.
- ¿Puede empeorar mi vida?
- Odio lo que soy.
- No tengo nada de especial.
- Odio mi cuerpo.
- Mi vida es un asco.
- Qué mala suerte tengo.
- No voy a gustarle a nadie.
- Soy un fracaso.
- No lo merezco.
- Es demasiado bueno para ser verdad.
- No soy lo suficientemente bueno.

Y la lista continúa.

Toda la vida nos han dicho que mostrar las emociones es un signo de debilidad. ¿Cuántas veces has escuchado una disculpa cuando a una persona le afloran las lágrimas durante una conversación? Qué manera más horrible de vivir: reprimir tus emociones y avergonzarte en vez de dejarlas salir. Todos tenemos la necesidad innata de ser aceptados, así que no es de extrañar que lleguemos a medidas extremas para obtener la aprobación ajena.

Desafortunadamente, a menudo eso significa que tenemos que sacrificar nuestro propio bienestar emocional y reprimir la verdadera expresión de tristeza o dolor.

Dejar fluir las lágrimas es una de las herramientas más poderosas para soltar la energía negativa y, al mismo tiempo, crear las poderosas hormonas tranquilizantes de la oxitocina y la serotonina. La sociedad nos ha programado para creer que la fortaleza sólo se presenta de manera estoica e inmutable. Pero en realidad ser vulnerable es un acto de valentía. Reconocer y aceptar quiénes somos realmente es atrevido, sin importar lo que la gente pueda pensar o decir al respecto.

La doctora Brené Brown puso de relieve esta idea errónea en su emblemática charla TED, "El poder de la vulnerabilidad", que cuenta con más de sesenta millones de visitas. Ella nos plantea una pregunta que invita a la reflexión: ¿Somos valientes o somos débiles al abrirnos y mostrar vulnerabilidad? Su interesante diálogo desafía nuestras percepciones sobre la vulnerabilidad al exponer la doble moral actual. Mientras pensamos que mostrar las emociones puede ser de cobardes, consideramos valientes a quienes se arriesgan. Su apasionada charla profundiza en nuestra admiración por quienes asumen riesgos y demuestran valentía en sus objetivos, impulsándonos a ser mejores líderes, asumiendo riesgos y avanzando hacia la manifestación de nuestras aspiraciones (2011).

Las emociones generan energía, y nuestra capacidad para regularlas se fortalece cuando las contemplamos con la mente abierta en vez de evitarlas activamente. Suprimirlas puede ser tentador a corto plazo, pero a menudo conduce a un mayor dolor y sufrimiento a largo plazo. Cuando estamos abiertos a reconocer estas experiencias internas y a reconocer toda la energía que contienen, surge en nuestro interior un verdadero sentido de regulación emocional.

Permíteme darte un ejemplo de este proceso. Llevo soltera los últimos cinco años de mi vida. Viví sola durante tres años después de treinta años de matrimonio con hijos. Los primeros años fueron de gran adaptación, pero ahora me encanta mi independencia. Hace poco, al mirar unas viejas fotos familiares me llené de amor y alegría ante los recuerdos hermosos que afloraron en mi mente. De repente, una oleada de tristeza surgió de lo más profundo de mi corazón, recordándome lo mucho que extraño todo ese amor familiar que me rodeaba. Empecé a sollozar y abracé el sentimiento que había en mi interior y que necesitaba expresar y soltar.

Cuando creí que había terminado, busqué un libro para distraer mi mente. Me había cansado de sentir tristeza, aunque sólo habían pasado cinco minutos. Al empezar a leer, la opresión del estómago seguía presente. El proceso no se había completado y la energía seguía atrapada en mi cuerpo. Dejé el libro, cerré los ojos, respiré hondo y despacio, y me concentré en la sensación de mi cuerpo sin pensar en nada en especial. Al cabo de cinco minutos, sentí alivio y mi cuerpo se relajó por completo, dejándome contenta y agradecida. El proceso de sanación había terminado. Comprendo perfectamente lo difícil que es esto al principio. Sólo quieres que el malestar desaparezca. Pero recuerda que lo que resistes, persiste. Te prometo que será mucho más fácil con el tiempo.

¿Por qué no nos tomamos un momento para escuchar hacia dentro? Deja el libro y cierra los ojos. Observa cualquier emoción o sensación física que surja en tu interior. Permítete observar lo que surge sin atar cabos ni intentar deshacerte de algo. ¿Hay tensión en la zona del cuello o del estómago, o quizá incluso pesadez en el pecho? Respira profundo e imagina que respiras en esas áreas. Sigue explorando esas sensaciones y energías preguntando, como si conversaras contigo mismo:

- ¿Cómo te sientes?
- ¿Qué tratas de mostrarme o decirme?
- ¿Qué puedo hacer para ayudarte?

Las respuestas llegarán si eres paciente. Recuerda que esto forma parte de quién eres. Si niegas regularmente tu propia humanidad, nunca podrás cultivar el verdadero amor hacia ti mismo. Es posible que esta práctica te parezca una tontería, pero te aseguro que funciona realmente. Tu subconsciente es como un niño. Es absolutamente literal. Se cree todo lo que le dices. Por eso tus palabras y pensamientos son supremamente poderosos. Trátate como a un niño al que adoras en vez del amigo pesado que siempre se queja, y tu proceso de sanación será mucho más rápido.

Cuando te cuidas así, cultivas el amor hacia ti mismo. A medida que mejores en esto, atraerás a tu vida de forma natural a personas más positivas y comprensivas, porque te amas y sabes que lo mereces.

CÓMO MANEJAR LOS ACTIVADORES EMOCIONALES

Los activadores emocionales pueden ser como un viaje en el tiempo hacia los traumas no resueltos, creando en el presente un mini episodio de TEPT. Los activadores nos indican que debemos hacer algo para cuidarnos por medio de una sanación. Es muy fácil culpar a los demás por provocarnos. Sin embargo, sólo cuidando nuestro interior podremos liberarnos de forma permanente. Es posible que alguien o algo haya "apretado el gatillo". Sin embargo, tú tienes la "munición", el material explosivo de tu interior que desencadena el evento. Cuando sanas tu mundo interior, nadie tiene poder sobre ti.

Analizar tus activadores emocionales puede ser uno de los pasos más importantes que podrías dar para obtener mayor control. Preparar una lista de generadores de conflicto y luego reflexionar profundamente sobre ellos nos permite identificar y abordar nuestros problemas principales, lo que admite una gestión más eficaz en vez de tener reacciones ciegas de ira o angustia. A través de este proceso de autorreflexión, encontraremos estrategias prácticas que nos otorgan el poder de decidir el curso que deben tomar nuestras respuestas, incluso cuando no podamos alejarnos por completo del evento.

Cuando estés a punto de entrar en una situación que pueda desafiar tu paz, tómate un tiempo para meditar e imaginar cómo quieres que se desarrolle. Mejora esos pensamientos con confianza, alegría y gratitud por el resultado antes de reaccionar. Luego, asegúrate de tener tiempo para reflexionar sobre tu respuesta y felicitarte por haber permanecido en tu centro exitosamente.

Cuando sientas agobio, respira profundamente varias veces hasta calmarte. Activar el simple poder de tu respiración reducirá inmediatamente la tensión y te ayudará a despejar la mente para tomar decisiones sabias. Es como tener una fuente de tranquilidad siempre disponible dentro de ti las 24 horas del día, ¡así que úsala! Tres o cuatro respiraciones profundas relajarán instantáneamente tu sistema y pondrán las situaciones en contexto.

No permitas que las suposiciones sean la base de tus respuestas. Sacar conclusiones precipitadas puede conducir fácilmente a los malentendidos. Ambas partes empiezan a reaccionar con exageración y crean una interacción que podría haber sido constructiva y beneficiosa si se hubiera enfocado de otra manera. Más bien, indaga haciendo preguntas hasta comprender antes de formarte opiniones o reaccionar con intensidad. Esto le permitirá a la otra parte explicarse con mayor claridad. Así puedes comprender la posición del otro y seguir adelante constructivamente.

Aunque puede resultar difícil en el calor del momento, es vital empatizar con alguien y comprender su perspectiva. Todos tenemos días malos, problemas con los que lidiamos o retos personales. Puede que no siempre estés de acuerdo con el comportamiento o las opiniones de alguien, pero sentir empatía y compasión te permitirá responder más adecuadamente.

Cuando surgen emociones apasionadas, puede ser fácil dejarnos llevar y levantar la voz. En lugar de intensificar la discusión, emplea tonos tranquilos y asertivos para decir lo que piensas sin faltarle al respeto. Cuando todo lo demás falle, a veces la mejor opción es tomarte un tiempo. Esto puede resolver eficazmente situaciones complejas dándote el espacio y el tiempo para reflexionar y regresar con una mente más tranquila para entablar un diálogo constructivo.

Desarrollar una práctica de atención plena puede fortalecer significativamente tus vías neuronales, sanando la capacidad de tu cerebro para recuperarse de esa agitación. Nuestro córtex prefrontal izquierdo es responsable del pensamiento lógico, pero lamentablemente se ve superado en los momentos difíciles por una amígdala exagerada, el molesto rincón del cerebro que produce sentimientos de ansiedad, miedo y estrés general, lo que dificulta pensar con claridad. Sin embargo, meditando con regularidad puedes comprimir tu amígdala, reprogramando eficazmente tu cerebro para que, cuando vuelva el caos, mantengas la calma y seas capaz de tomar decisiones sensatas sin que el miedo o el estrés nublen tu juicio.

NUESTRAS RELACIONES

Las relaciones pueden ser fuente tanto de gran dolor como de desasosiego. Las personas nos lastiman. Nos caen mal, les caemos mal, y surgen los conflictos. Nos obsesionamos y experimentamos ansiedad y depresión por estos asuntos. Pero si abrimos nuestros corazones, las relaciones pueden convertirse en herramientas poderosas de sanación. Cuando podemos considerar a los demás de manera diferente, cambiamos drásticamente nuestra experiencia. A menudo, los líderes espirituales nos dicen que nuestras relaciones son la mejor oportunidad para que descubramos verdades más profundas sobre nosotros mismos, a partir de las cuales es posible una transformación positiva, incluso en medio de los traumas del pasado.

Cuando aprendemos a soltar los argumentos -él dijo esto, ella hizo aquello- y a relacionarnos con empatía, amor y compasión, la relación cambia. Ahora empiezas a ver a la persona a la que no puedes perdonar como tu oportunidad de crecimiento espiritual. Respondes de otra manera, y entonces cambia su comportamiento hacia ti. La mayoría de las veces, estamos tan atrapados en nuestro sufrimiento que no vemos el sufrimiento ajeno, ni siquiera el de aquellos que amamos profundamente.

Nuestras relaciones más cercanas pueden abrirnos las puertas a los reinos más profundos de sanación y conciencia cuando reconocemos que quienes nos rodean son reflejos de nosotros mismos. Los problemas que encontramos en la vida son maestros polifacéticos, que nos conceden el valor para cambiar de paradigma hacia formas creativas de maniobrar los obstáculos difíciles. Al expresar gratitud por esas dificultades en vez de aborrecerlas, nuestras vidas se enriquecen con soluciones potenciales.

ENCONTRAR AYUDA EN LA MEDITACIÓN Y EN LA ATENCIÓN PLENA

Si meditamos todos los días, lograremos una transformación mental. Practicar la meditación de forma constante nos ayuda a controlar nuestros pensamientos y a regular nuestras emociones. "No tengo tiempo" se ha convertido en una excusa, cuando en realidad sólo se necesitan de cinco a diez minutos al día. Esto se puede manejar perfectamente. Si le dedicas ese breve espacio de tiempo, con el tiempo desarrollarás tu resistencia y fortaleza.

Cuando te sientas cómodo con una práctica diaria, puedes empezar a practicar en momentos breves a lo largo del día. Así es como puedes integrar la práctica a lo largo de tu día a día. Podrían ser momentos en los que estás atrapado en el tráfico o esperando en un semáforo en rojo. Puedes sentir tensión en el cuerpo, impaciencia, y en vez de estresarte e intentar evitar la sensación, la reconoces y la aceptas con gracia. Respira profundamente e imagina que llenas tu cuerpo de luz, y relájate con la sensación de incomodidad sólo por un momento. Eso es atención plena.

A lo largo del día, notarás micro sensaciones de tensión en el cuerpo, quizá en los hombros, la cara, las manos o el abdomen. Observa esas sensaciones y acércate a ellas. No trates de relajarlas. No las alejes. Tan solo acércate a ellas con conciencia plena y se relajarán y cederán. Tu mente es muy poderosa. Sólo tienes que aprender a aprovechar ese poder.

La incomodidad puede ser una puerta de entrada poderosa para la transformación espiritual. Al igual que el compost de los alimentos desechados ayuda a las plantas a crecer, nosotros también podemos utilizar nuestras situaciones difíciles como abono para nuestro despertar. Nos ofrece la oportunidad de asumir nuestro dolor y transmutarlo en algo positivo que nutra el alma.

En su libro *No Mud, No Lotus* (*Sin lodo no hay flor de loto*) (2014), Thích Nhất Hạnh, famoso budista zen vietnamita y líder espiritual, engloba este concepto. Habla sobre cómo entrar en contacto con tu sufrimiento sin dejarte abrumar, tal como lo he explicado aquí. Si deseas una vida satisfactoria y pacífica, debes reconocer y transformar tu sufrimiento emocional en vez de huir de él. El camino hacia la belleza y la fuerza implica lucha, como un loto que florece en el lodo, o una ostra que transforma el grano de arena en perla. Enfrentándonos a los retos, nos convertimos en lo mejor de nosotros mismos.

A pesar de que vivimos en un mundo que a menudo niega las necesidades básicas de la humanidad, seguimos teniendo un potencial increíble para crecer. Equipándonos con las herramientas y la educación necesarias para prosperar en esta cultura desafiante, podemos acceder a una profunda fortaleza interior, que nos otorga el poder de resistir la disfunción, el trauma y el sufrimiento en medio de la manipulación de nuestros ritmos naturales.

¿Tienes el valor suficiente para embarcarte en un increíble viaje de autoexploración? En este viaje intenso, ¡descubre el poder que reside en la inteligencia emocional y recoge sus abundantes recompensas! No es una tarea para pusilánimes. El verdadero éxito requiere valor, apertura y compromiso.

"Si no puedes gestionar las emociones intensas, si no eres auto consciente ni sientes empatía y tus relaciones no son auténticas, por muy inteligente que seas, no vas a llegar muy lejos".

-DANIEL GOLEMAN

CAPÍTULO CINCO:

LA INTELIGENCIA EMOCIONAL

Imagina un mundo en el que estás más conectado que nunca, sintonizado con tus emociones y con los sentimientos de los demás en cualquier situación. ¡Tú tienes el poder de crear esa realidad! Al cultivar una mayor consciencia de ti mismo, personal y profesionalmente, le abres posibilidades extraordinarias a una conexión más profunda contigo mismo y con los demás.

En los años veinte, un movimiento de inteligencia social descubrió una verdad apasionante: el cociente intelectual (CI) que por sí solo no era un indicador infalible del éxito. Descubrieron que la inteligencia emocional (IE) tenía un potencial mucho mayor para determinar qué tan lejos podemos llegar en la vida. Lamentablemente, la corriente de psicología tradicional de esa época canceló el estudio pues consideraba tabú explorar esa parte de la psique humana.

Luego, en 1990, Yale descubrió, en primicia, que la Inteligencia Emocional superaba al Coeficiente Intelectual cuando de alcanzar el éxito se trata. La inteligencia por sí sola sólo representa el veinte por ciento de los triunfos de la vida. La inteligencia emocional, la clase social y la suerte constituyen el resto (Salovey y Mayer 1990). Daniel Goleman popularizó esa visión cuando su libro *Inteligencia emocional* apareció en la portada de octubre de 1995 de la revista *Time*, cambiando para siempre nuestra forma de considerar el crecimiento personal (1995).

Las investigaciones de Goleman nos enseñan que ser consciente de uno mismo es el ingrediente clave para las relaciones sanas. Abre una ventana para comprender nuestras emociones y cómo moldean nuestro comportamiento, permitiendo una mayor resiliencia cuando enfrentamos los obstáculos. Con esta visión, podemos desarrollar una mayor inteligencia emocional para comunicarnos mejor y construir confianza en las dinámicas interpersonales.

La autogestión consiste tanto en estar preparados para hacer un cambio y adaptarnos con flexibilidad como para establecer objetivos. Independientemente de los desafíos u obstáculos que la vida nos depare. es esencial cultivar la capacidad de adaptarnos y ser ágiles para descubrir nuestra fuerza y optimismo.

La empatía es quizá la parte más importante de la inteligencia emocional. La comunicación verbal no siempre expresa los sentimientos. Por el contrario, a menudo lo que sienten los demás lo expresan por medio de señales no verbales, como el tono de voz o las expresiones faciales, que requieren de nuestra atención para comprender al otro.

Un Cociente Emocional más elevado incrementa la resiliencia, la clave para mantenernos equilibrados y centrados independientemente de las circunstancias turbulentas del entorno. Las personas con alta resiliencia son capaces de alejar con prontitud su mente de los momentos que las perturban y recuperar la calma. Y aquellas que carecen de esa capacidad se quedan rumiando lo sucedido durante días o semanas, lo cual afecta considerablemente sus niveles de energía al tratar desesperadamente (y a menudo sin éxito) de salir del hoyo.

Hay un dicho en el Tíbet: Si puedes hacer algo respecto a lo que te inquieta, ¿por qué te preocupas? Si no puedes hacer nada al respecto, ¿por qué te preocupas?

En el ámbito profesional en particular, nuestros líderes necesitan un mayor nivel del Cociente Emocional. Destacarse como líder requiere mucho más que habilidades técnicas. Se requiere una consciencia emocional que te ayude a desempeñar eficazmente tus funciones de liderazgo. Al volverte consciente de lo que ocurre en el momento, tanto en tu interior como en tu entorno, puedes ayudar a fomentar la colaboración entre los equipos y destacarte con éxito a la hora de liderar a los demás.

El Cociente Intelectual suele ser estático e inmutable, pero el Cociente Emocional es totalmente distinto. Trata de desarrollar destrezas que pueden practicarse, perfeccionarse y mejorar con el tiempo. Capacidades como la empatía, entender el punto de vista de los demás y el manejo sutil de los contratiempos de la vida quizás no surjan naturalmente, pero se pueden enseñar. Con este conocimiento, disponemos de una llave inestimable para profundizar cada vez más en la consciencia de uno mismo, lo que nos beneficiará a nosotros y a nuestro entorno.

MEJORA TU CONCIENCIA SOCIAL

No dejes que la voz interior de tu mente trate de robarte el protagonismo. Asegúrate de prestarle toda tu atención a tu interlocutor y mantén el contacto visual. No esperes responder. Escucha de verdad. Dejar que tu mente divague mientras la otra persona habla puede parecerte algo natural, pero a menudo se presta a errores de comunicación y malentendidos.

Usar la técnica del mirroring (reflejar la postura del interlocutor) es una herramienta poderosa que puede ayudarnos a afrontar con eficacia las conversaciones difíciles. Es una oportunidad para ponernos en el lugar de la otra persona, suspender nuestro juicio y escuchar de verdad con la intención de entender lo que se nos quiere transmitir. Al usar el mirroring sin hacer suposiciones ni juicios, demostramos que su voz ha sido escuchada y fortalecemos la confianza.

La percepción es poderosa. Puede conducir a suposiciones falsas y frustrar a todos los implicados. Todos conocemos la frustración de que nos interpreten mal o que tergiversen nuestras palabras. Debemos practicar más nuestra comunicación para evitar esos malentendidos.

Para alcanzar tu pleno potencial, asegúrate de lograr una retroalimentación sincera de las personas que te rodean. Pregúntales a tus amigos si tu forma de comunicarte con ellos les parece buena. Descubrirás perspectivas que pueden ayudarte a perfeccionar tu forma de interactuar con los demás. Cada vez que alguien te dé su opinión, subes un peldaño en la curva de aprendizaje.

EJEMPLOS DE LA VIDA REAL

Empatía: Cuando mi hijo se aventuró a salir al mundo dejando atrás su hogar, su padre se sintió invadido por la tristeza ante la ausencia de noticias suyas. He aquí un hombre que no se esforzaba por desarrollar una relación sólida con su padre. Le pregunté: "¿Cuándo fue la última vez que hablaste con tu padre?".

Mi pregunta fue recibida con un gesto de sorpresa:"¡Vaya!"

Le respondí con calma: "Sólo pregunto".

A sus cincuenta y tres años, ocurrió en él algo milagroso. Por primera vez sintió una profunda empatía por su padre, comprendió y apreció lo que su padre había vivido con él. Trató de buscarlo con más frecuencia, lo que acabó mejorando su relación. La empatía es una fuerza muy bella. Cuando nos tomamos el tiempo para tratar de entender de corazón lo que le puede estar pasando a la otra persona, pueden ocurrir cosas asombrosas.

Suspender el juicio: Siempre me ha apasionado comprender los matices sobre cómo y por qué pensamos, actuamos y vivimos. Al vivir en el extranjero pude valorar más profundamente la diversidad cultural. En vez de juzgar, aprendí a profundizar en los motivos por los que las personas piensan y se comportan en cierta forma. Esta intrincada belleza es lo que atrapó mi fascinación por la humanidad.

Vivir bajo una dictadura opresiva durante cuarenta años determina la forma en que ves la autoridad y los eventos de la vida. Esa fue una realidad a la que muchos ciudadanos españoles se enfrentaron hasta 1978, dejando innumerables recuerdos vívidos que aún se sienten hoy en día. En Valencia, las personas se toman muy en serio el cumplimiento de las normas. A veces, sus habitantes le llaman la atención a todo aquel que trate de cruzar la calle con un semáforo en rojo, aunque no venga ningún automóvil. Me encantaba sonreír mientras andaba en mi bici, y me daba risa cuando los veía señalándome con el dedo para reprocharme.

Vivir en los Estados Unidos nos enseña a ser directos e inquisitivos en nuestras interacciones, pero mis amigos españoles me mostraron un lado distinto: la cortesía por encima de la curiosidad. Al principio me preguntaba si no les interesaba saber más sobre mí como persona, pero al reflexionar un poco más, me di cuenta de que su actitud de amabilidad formaba parte de las normas de respeto de su cultura.

Cada uno de nosotros forma parte de un mosaico hermoso y variado. Nuestras creencias, comportamientos, crianza e historia crean el molde que nos hace únicos. Vayas donde vayas, las personas tienen perspectivas y creencias diferentes. Ninguna de ellas es intrínsecamente correcta o incorrecta, pero todas reflejan experiencias individuales dentro de un contexto cultural específico. Tu manera no siempre es la correcta. Sólo es tu manera correcta.

¿CÓMO PODEMOS HACERLO MEJOR?

El Cociente Emocional debe ser una prioridad en nuestro

mundo si queremos crear relaciones importantes y sostenibles y tomar decisiones que surjan de la comprensión. La educación preescolar es un punto de partida obvio para este viaje educativo, pero es necesario trabajar más allá de los límites del aula. Como seres emocionalmente inteligentes, esta facultad debería convertirse en algo natural para todos, debería estar entretejida en el cine, las series de TV, la música y la literatura, de tal forma que elevarla se convierta en algo instintivo y no en algo que requiera un esfuerzo consciente.

Debemos considerar seriamente a la educación si queremos evitar el desastre total. Los seres humanos hemos evolucionado más allá de lo imaginable, lo que nos ha permitido una excelente capacidad tecnológica. Sin embargo, al no acompañar esta inteligencia con sabiduría, hemos provocado la extinción de un número creciente de especies y creado una crisis global de consecuencias catastróficas. Somos como monos inteligentes con armas nucleares que aniquilan sistemáticamente a otros seres vivos mientras profanan el medio ambiente que sustenta la vida en la Tierra, amenazando a toda la humanidad.

Sin embargo, ¡podemos confiar en que nuestra empatía colectiva siga una trayectoria ascendente! Vemos un cambio inspirador en la humanidad a medida que las generaciones más jóvenes -nuestros futuros líderes- adoptan estas enseñanzas, haciendo posible los profundos cambios globales por medio de la compasión y la comprensión.

LAS CONCLUSIONES MÁS IMPORTANTES

Para dominar el arte de la inteligencia emocional, cultiva tu propia consciencia y tu consciencia social. Nuestros pensamientos y reacciones internas dictan nuestra conducta, estilo de comunicación y bienestar general. Por lo tanto, conocerte a ti mismo es vital para llevar una vida de éxito. Además, aprender a leer los gestos de las personas -sus expresiones faciales, su lenguaje corporal y su tono en la conversación- puede ayudarte a establecer relaciones importantes con quienes te rodean, comprendiéndolos a un nivel totalmente distinto.

La consciencia social consiste en pasar de una perspectiva egocéntrica a una actitud más generosa que conduzca a la empatía y la compasión. Requiere desarrollar la capacidad de discernir nuestros sentimientos y los ajenos sin criticarlos ni juzgarlos. Retrocediendo en los momentos en que nos sentimos tentados a responder demasiado rápido, escuchando con amabilidad y prestando atención para fomentar una mayor comprensión entre todos.

Es un viaje de exploración, aprendizaje y crecimiento para toda la vida que trasciende el concepto del talento innato. Profundizar en nuestro pasado para comprender cómo nuestra infancia nos ha moldeado hoy nos permite comprendernos a nosotros mismos a un nivel mucho más profundo. Con la práctica, podemos entrenar activamente nuestro cerebro para que sea más perspicaz y esté más atento, abriendo el camino que conduce a un auténtico conocimiento de uno mismo y recibiendo dones mucho más valiosos que los que pueden proporcionar los meros talentos por sí solos.

Es innegable que la tecnología ha cambiado nuestras vidas, pero ¿a qué precio para nuestra inteligencia emocional? Ante el exceso del uso de pantallas y sus efectos cada día más evidentes, muchos expertos creen que estamos sacrificando la capacidad de conectarnos genuinamente. Mi próximo capítulo ahonda en la posibilidad de que nuestro progreso como especie se esté viendo frenado por el enorme acceso a la tecnología y si existe la esperanza de conectarnos genuinamente en un mundo tan automatizado.

"La riqueza de información genera pobreza de atención".

-HERBERT SIMON

CAPÍTULO SEIS

NUESTRA RELACIÓN CON LA TECNOLOGÍA

En un mundo digital cada vez más veloz, es de vital importancia que nos detengamos a considerar tanto los maravillosos beneficios como las consecuencias imprevistas que puede traernos la tecnología. Te invito a explorar las formas en que el uso de la tecnología moldea nuestras vidas, desde aquellas que afectan nuestra inteligencia emocional y nuestras relaciones, hasta aquellas que repercuten en nuestra salud física, al tiempo que aprendemos mejores hábitos con el fin de no dejarnos arrastrar por esa marea.

Nuestra relación con los dispositivos se ha entrelazado tanto con nuestras vidas que puede resultar fácil olvidar el impacto que tienen realmente sobre nosotros. El tiempo que pasamos frente a una pantalla no sólo está relacionado con un aumento de los niveles de estrés físico y mental, ¡sino que incluso lo tomamos a la ligera bromeando sobre nuestro abuso! Aprovechemos este momento para hacer una evaluación. ¿En qué circunstancias te encuentras más estresado? ¿Cómo podría influir el uso del celular en esa ecuación? Hagamos un debate sincero para que todos podamos descubrir alternativas para afrontar mejor la situación y desestresarnos más eficazmente.

BENEFICIOS MARAVILLOSOS

La tecnología nos ha regalado un superpoder increíble, que nos permite trascender fronteras, unir brechas y crear conexiones como nunca. Podemos estar al tanto de las vidas de nuestros seres queridos, independientemente de la distancia que nos separe, ya sea viendo todos los logros maravillosos de sus vidas o hablando en vivo y en directo con personas de cualquier país del mundo. Hace treinta años, esto habría parecido sacado directamente de una película de ciencia ficción; ahora, esta tecnología es lo habitual.

La tecnología ha revolucionado el mercado laboral, creando industrias y oportunidades que permiten que las personas expandan sus carreras. El mundo de la informática ha acelerado el comienzo de las profesiones relacionadas con la TI y la robótica de la Inteligencia Artificial ha permitido que los seres humanos completen fácilmente tareas complejas tales como las operaciones del comercio electrónico o el montaje de grandes líneas de producción con rapidez y precisión. Como resultado del COVID-19, el empleo a distancia ahora se acepta ampliamente, a medida que las empresas buscan estrategias más rentables.

A través de los medios digitales, las empresas pueden extenderse ahora con más facilidad que nunca para cubrir un público global de clientes con gigantes como Amazon que ofrecen entregas rapidísimas en todos los continentes, facilitando las compras con una selección insuperable de opciones disponibles. Gracias a la globalización, la colaboración entre países es más sencilla. Los intercambios comerciales pueden hacerse con más velocidad, mientras que los tiempos de transporte disminuyen exponencialmente debido a la reducción de las barreras de comunicación entre los diversos lugares.

Desde la aceleración de los diagnósticos hasta el mejoramiento en la gestión de enfermedades, la tecnología ha revolucionado casi todos los aspectos del cuidado de la salud. El registro electrónico agiliza los procesos, y el uso de herramientas de diagnóstico de vanguardia permite identificar las enfermedades en sus inicios, mientras que la IA está superando los límites de la medicina con cirugías complejas que reducen los métodos invasivos.

La pandemia del COVID-19 ha traído un progreso notable en la educación. Gracias a la disponibilidad de recursos y plataformas digitalizados, el aprendizaje se puede llevar a cabo prácticamente en cualquier momento: desde las aulas virtuales donde se graban las clases de los profesores hasta las actividades de colaboración por Zoom o Google Meetup. Los métodos avanzados de enseñanza le ofrecen tanto a los profesores como a los alumnos la posibilidad de que la educación vaya más allá de lo que permiten los libros tradicionales, utilizando animaciones, videos y laboratorios virtuales diseñados para captar la atención. Adoptar esta nueva forma de enseñanza ha abierto posibilidades aún mayores para comprender conceptos complejos, al tiempo que facilita el acceso fuera de los muros de la escuela, permitiendo que muchas más personas alrededor del mundo tengan la oportunidad de desarrollar su potencial.

CONSECUENCIAS IMPREVISTAS

Las plataformas sociales nos ofrecen una maravillosa conexión. Pero ¿ realmente estamos más conectados? ¿O sólo estamos más conectados a nuestros equipos? Se suponía que las redes sociales nos iban a reunir en un salón virtual en el que podríamos comprometernos unos con otros con debates e ideas desafiantes. En su lugar, tenemos trolls, una nueva forma de torturar a los adolescentes por medio del ciberacoso, y los chicos se comparan constantemente con los perfiles perfectos que ven, lo que provoca un alarmante incremento de ansiedad, depresión, TDAH y suicidio entre adolescentes.

Las redes sociales han cambiado profundamente la forma en que interactuamos y condujeron a las personas a desconectarse de sus relaciones más importantes. Esto es especialmente cierto entre los niños, quienes a menudo ocupan la mayor parte de su tiempo en interactuar con los dispositivos en vez de la tradicional conexión cara a cara, lo que puede impedirles desarrollar las habilidades de comunicación interpersonal necesarias para la vida. Este fenómeno se perpetúa aún más cuando los adolescentes y los adultos jóvenes manifiestan dificultades para establecer relaciones profundas y valiosas.

Si aún no lo has visto, no te pierdas *El dilema social* un documental de Netflix. Con entrevistas exclusivas y reveladoras de los propios arquitectos de nuestras redes sociales favoritas, esta película arroja una luz crítica sobre cómo nos han impactado estas aplicaciones, a menudo con resultados perjudiciales.

Según Tristan Harris, antiguo especialista en ética del diseño de Google y uno de los expertos que aparecen en *The Social Dilemma* (*El Dilema Social*), este fenómeno se debe a algo llamado refuerzo positivo intermitente (Orlowski 2020). Al igual que cuando jugamos a las máquinas tragamonedas en Las Vegas, donde halamos constantemente las palancas para obtener pequeñas recompensas aquí y allá hasta que al final nos toca ese esquivo premio gordo, nuestros teléfonos nos tientan incesantemente con notificaciones y obtenemos "ganancias" ocasionales que nos atraen a volver una y otra vez. Es tan seductor como peligroso.

Estamos asistiendo a un cambio generacional brusco, ya que en su proceso de aprendizaje, los estudiantes guardan sus lápices y eligen los dispositivos electrónicos. El arte de la escritura cursiva está en extinción en esta era digital, y muchos distritos escolares han decidido dejar de enseñarla. Por si eso fuera poco, algunas escuelas han considerado la posibilidad de enseñar solo a través de Internet, lo que nos hace preguntarnos qué significaría esto para el desarrollo de las habilidades sociales esenciales.

Nuestros alumnos, que dependen de la tecnología, corren el riesgo de ser incapaces de pensar o trabajar por sí mismos sin su ayuda. Esto los pone en desventaja a la hora de los exámenes, provocándoles a menudo una intensa ansiedad e insomnio por falta de preparación. Las clases online hacen que copiar sea más fácil que nunca gracias a los teléfonos inteligentes que tenemos al alcance de la mano, tentando a muchos estudiantes a alejarse de las prácticas de formación de conocimientos que les ayudarían a tener éxito más adelante en la vida.

Aunque la IA y los robots ofrecen la promesa de aligerar la carga de trabajo en nuestra vida cotidiana, nos llega a un costo alarmante: los empleos de trabajo para los seres humanos son sustituidos constantemente por máquinas, una tendencia que se espera llegue a aumentar exponencialmente en el futuro. Se está dotando a las máquinas de la capacidad de pensar, descifrar comportamientos e incluso detectar y dominar el engaño. Con una tecnología que avanza a la velocidad del rayo, podría ser sólo cuestión de tiempo antes de que se convierta en nuestra realidad, algo parecido al HAL 9000 de la famosa película de Kubrick *2001: Odisea del Espacio*. ¿Qué tipo de riesgo supone esto?

Nuestro mundo de la tecnología es un arma de doble filo. Aunque ha abierto innumerables posibilidades, tanto personales como profesionales, su papel integral en nuestras vidas nos hace vulnerables a catástrofes tecnológicas devastadoras. En la era digital, nos enfrentamos a nuevas amenazas de seguridad que pueden doblegar a las empresas; pero, al mismo tiempo, la digitalización ofrece un potencial de crecimiento sin precedentes gracias al aumento de la productividad y la conectividad.

VAYAMOS AL GRANO

Nuestro estilo de vida moderno nos pone en un estado de sobrecarga de información y saturación de dopamina con nuestros cerebros mal equipados para manejar ese uso constante. Somos adictos a nuestros dispositivos y esta adicción provoca sentimientos de ansiedad y depresión: es la forma que tiene el cerebro de corregir el desequilibrio causado por el exceso de placer. Puedes leer más sobre esto en un artículo de Anna Lembke titulado "Digital Addictions Are Drowning Us in Dopamine" (Las adicciones digitales nos están ahogando en dopamina) (2021).

En el libro del doctor Gabor Maté titulado *Scattered Minds: The Origins and Healing of Attention Deficit Disorder* (*Mentes dispersas: Los orígenes y la curación del trastorno por déficit de atención e hiperactividad - TDAH*) (1999), profundiza en el tema del trastorno por déficit de atención, explicando ampliamente que no es un trastorno que se transmite genéticamente, sino que suele ser una adaptación para gestionar el estrés y las presiones de la vida. Nuestros cerebros necesitan más descanso que nunca en la acelerada sociedad actual, lo que puede explicar por qué los adultos se refieren cada vez más a su "cerebro TDAH" que lucha contra la concentración, a sus pensamientos de fácil distracción y al olvido. Sencillamente, nuestras mentes necesitan más descanso.

En esta era de conexión constante, muchos se sienten agobiados e incapaces de enfocarse en las cosas que consideran importantes. Navegamos por las pestañas y repasamos sin cesar las redes sociales esperando ver algo agradable o entretenido. A pesar de nuestras mejores intenciones, nos alejan constantemente de lograr un equilibrio sano, incluso cuando nos importa realmente. ¡La lucha es real! Este problema se ha vuelto tan frecuente que hay canales de YouTube dedicados exclusivamente a dar consejos y trucos sobre la mejor manera de recuperar la concentración. Entonces, ¿por qué no podemos quedarnos quietos? ¿Acaso es un efecto secundario inevitable de la modernidad? ¿O hay otra razón detrás de nuestra incapacidad para concentrarnos en las cosas importantes que tenemos al frente?

Nuestro cerebro no ha cambiado mucho desde la prehistoria. En su mayor parte, compartimos el mismo cerebro que nuestros antepasados cazadores y recolectores. En gran medida, la función principal del cerebro sigue estando arraigada en su capacidad para buscar fuentes de alimento y sentir emoción con las pequeñas victorias, como cuando nuestro antepasado descubría unos arbustos de bayas o una manada de antílopes. Sin embargo, el mundo que habitamos se ha transformado a la velocidad del rayo. Nos bombardean constantemente con "estímulos supra normales" avanzados, diseñados para que nos resulten lo más seductores y agradables posible. Estos estímulos secuestran nuestras vías naturales de la recompensa, engañando a nuestro cerebro para que piense que estamos a punto de hacer algo importante para nuestra supervivencia, dejándonos con poderosos impulsos a los que parece imposible resistirse.

Nuestra búsqueda de comodidades modernas, como por ejemplo navegar por las redes sociales, está impulsada por la dopamina, una sustancia química del cerebro. El concepto de la dopamina es malinterpretado porque la mayoría de las personas piensan que es la sustancia química que nos hace sentir bien y que se libera cuando experimentamos placer, pero eso no es exactamente así. Nos impulsa hacia la búsqueda de recompensas y logros. Cuando aparece una notificación de Facebook, recibes una dosis de dopamina que te motiva a hacer el clic. La dopamina proporciona esa chispa o impulso adicional que necesitas para inducirte a la acción de crecer y progresar. Esto significa que la dopamina es la que controla tu motivación.

Básicamente, nuestros cerebros han sido engañados para buscar recompensas en fuentes artificiales de estimulación que son mucho más gratificantes que los estímulos normales. Estamos programados para darnos una sobredosis de redes sociales porque obtenemos una oleada de placer ante la posibilidad de que nos llegue algo como una validación o una imagen interesante. Desafortunadamente, esto significa que es más difícil enfocarnos y motivarnos con actividades naturales, ya que no tienen el mismo efecto dopaminérgico. Lo emocionante se convierte en la norma y, en comparación, las tareas mundanas parecen casi insoportables.

Ya en la década de 1990, unas pruebas sorprendentes revelaron que la cultura moderna le estaba pasando una factura alarmante a nuestros hijos. Gracias a los videojuegos inmersivos y a las películas con sofisticados efectos especiales, combinados con dietas poco sanas basadas en alimentos procesados y la ausencia de actividades al aire libre, algunos niños empezaron a mostrar signos de TDA o TDAH. Tristemente, en vez de abordar esa crisis a nivel social determinando sus causas profundas (probablemente más ambientales que neurológicas), muchos médicos recurrieron a recetar medicamentos muy potentes tales como el Ritalin para aplicar soluciones rápidas. Los padres fueron presionados para que aceptaran la medicación para sus hijos y controlarlos de esa manera.

Nuestra conectividad moderna ha provocado una adicción a Internet tan grave entre los adolescentes que ahora hay campamentos de verano especiales para desconectarlos por completo de sus teléfonos y de Internet durante tres meses. Al principio no es fácil, y dos semanas suelen bastar para que muchos se den por vencidos. Pero en la tercera semana ocurre algo asombroso: El cien por ciento afirma que la ansiedad y la depresión disminuyen cuando dejan de estar pegados a sus equipos. Más bien, se rodean de naturaleza y establecen relaciones importantes, lo que les aporta una sensación de mayor satisfacción que la que podría ofrecerles cualquier dispositivo. Aunque no resolverá todos los problemas, este despertar motiva a los jóvenes hacia un mejor comportamiento en las redes cuando vuelven a casa.

Para ayudar a nuestro cerebro a enfrentar la abrumadora estimulación de la vida moderna, debemos reprogramarlo para que recuerde que realizar actividades sencillas y naturales puede ser placentero y esencial para la supervivencia. Trata de hacer una lista de cosas cuyo estímulo sea relativamente bajo y que puedas hacer a cambio de una alternativa más estimulante, como dar un paseo, leer un libro, hablar con un amigo o ir al gimnasio.

Conéctate con la naturaleza. Vete a acampar un fin de semana y participa en actividades que calmen tu mente. En este tipo de entorno, pequeñas actividades como mantener una conversación con un familiar o un amigo se vuelven inmensamente placenteras. Cuando empiezas a hacer estos cambios sencillos, tu estímulo de dopamina cambia, encaminándote en la dirección de esas actividades. Descubrirás que al disminuir la cantidad de tiempo que le dedicas a las redes sociales o YouTube, empezarás a tener verdaderas ganas de socializar y de llevar a cabo estas actividades más naturales y menos estimulantes.

EL EFECTO SOBRE LA INTELIGENCIA EMOCIONAL

Veamos las pruebas innegables:

- Los mensajes de texto han sustituido a las conversaciones.
- La impaciencia extrema y una disminución en la capacidad de atención se han convertido en algo habitual.
- Tenemos menos contacto visual con nuestros vecinos.
- Leemos mucho menos.
- No podemos permanecer enfocados durante demasiado tiempo.
- Los teléfonos dominan cada momento de nuestra vigilia.

Todas estas situaciones crean un entorno en el que nos vemos involucrados en discusiones en línea y somos presa de teorías conspirativas descabelladas, lo que indica que la inteligencia emocional puede estar disminuyendo como resultado de nuestro progreso.

Piensa a lo que nos hemos acostumbrado. Con unos pocos clics, podemos hacer compras en Amazon y que lleguen en menos de veinte horas. Netflix nos ofrece nuestras series favoritas, por lo que ver maratones de series es ahora un pasatiempo aceptado. En vez de dejar mensajes de voz o escribir cartas, los mensajes de texto nos proporcionan respuestas mucho más rápidas. Y si quieres una cita, sólo tienes que deslizar tu dedo hacia la derecha.

La tecnología inteligente avanza tan deprisa que supera

nuestra capacidad de adaptarnos a ella. Nos hemos convertido en esclavos de nuestros teléfonos, hasta el punto de que los profesionales médicos proponen un nuevo trastorno psicológico: la nomofobia, el miedo a perder la conectividad móvil.

Debemos tener en cuenta que, cuando las mentes de los niños pequeños empiezan a crecer y desarrollarse, son especialmente vulnerables a comportamientos adictivos como el trastorno de adicción al Internet. Los profesionales de la salud mental apenas empiezan a abordar este problema creciente. Si aún no lo has presenciado de primera mano, échale un vistazo al episodio de *60 Minutes Australia* (*60 Minutos Australia*) titulado "Internet Addiction Disorder Affecting Toddlers" (El trastorno de adicción al Internet que afecta a los niños pequeños). Es realmente devastador ver a estos niños tan pequeños sufrir semejante grado de angustia cuando se les niega el acceso a sus pantallas y dispositivos favoritos.

NUEVAS NORMAS

Vivimos en un mundo de gratificación instantánea que ha fomentado una cultura de impaciencia institucionalizada. La inmediatez reina suprema, mientras que la empatía está desapareciendo rápidamente, y el "phubbing" (mezcla de las palabras inglesas (phone) "teléfono" y (snubbing) "ignorar al otro") se ha convertido en algo habitual. Nadie interactúa cuando espera en una cola o en el autobús; en cambio, todo el mundo enfoca su atención en las pequeñas pantallas brillantes que se han apoderado de nuestras vidas. ¿Cuántas veces has estado rodeado de personas, y aun así te has sentido completamente aislado de los demás? ¿Qué está pasando con el aprecio por la conexión humana?

El ghosting, un fenómeno cada vez más frecuente entre los adolescentes, tiene implicaciones considerables. Para evitar la incomodidad de romper directamente por SMS tras un malentendido o conflicto, muchos adolescentes optan por desvanecerse en el aire y no presentarse para sostener conversaciones importantes. Este comportamiento puede tener consecuencias a largo plazo. ¿Qué ocurrirá cuando estos mismos individuos lleguen a la edad adulta sin ser capaces de sostener intercambios importantes cara a cara sobre los temas difíciles?

Con la llegada de las citas online, cada vez es más fácil hacer un mínimo esfuerzo. En vez de tener que encontrar el valor para interactuar con alguien cara a cara en una reunión social, un sencillo "me gusta" en una plataforma de citas online puede sugerir el interés por alguien sin tener que pronunciar una sola palabra.

Con el predominio de la gratificación instantánea, representa todo un reto encontrar una conexión importante. Aunque los encuentros casuales pueden proporcionar una satisfacción momentánea, aquellos que buscan algo más íntimo y profundo a menudo quedan deseando más. Es hora de que empecemos a acoger el arte perdido del cortejo. Permitirnos explorar al otro antes de intimar ayuda a darle profundidad a las relaciones, allanando el camino para establecer conexiones duraderas.

Cindy Gallop, experta en el mundo de la publicidad, tuvo el valor de crear consciencia sobre las devastadoras repercusiones para los menores que tienen acceso a la pornografía dura en su charla TED Make Love Not Porn (Haz el amor, no pornografía) (2013). Sin embargo, la conversación en torno a este tema sigue siendo silenciada en gran medida debido a su naturaleza tabú. Ante la falta de educación sexual real sobre la comunicación, la sensibilidad y el placer mutuo en las relaciones, muchos jóvenes desarrollan hábitos nocivos que pueden poner a sus parejas en peligro de sufrir daños psicológicos o físicos. Es esencial dialogar con los niños sobre la importancia de las relaciones sanas en las parejas amorosas si queremos que las generaciones futuras desarrollen vínculos satisfactorios basados en el respeto y la amabilidad.

Hoy en día, nuestro mundo va a toda velocidad. Lo queremos todo cada vez más rápido. Nuestro cerebro se ha acostumbrado a eso. ¡Incluso tenemos una aplicación llamada *Instagram*! Somos una generación que se pasea esperando que esté lista la comida del horno microondas. Si esperamos algo, la mayoría de nosotros saca el teléfono y consulta las redes sociales, el Internet, el correo electrónico, etc. No queremos aburrirnos. Nuestros hijos nos observan y aprenden que aburrirse es malo. Pero el aburrimiento no sólo es bueno, ¡es necesario! Los neurocientíficos nos dicen que nuestro cerebro necesita más aburrimiento para descansar, recibir ideas y estimular la creatividad. Cuando disponemos de algo de espacio y tiempo en silencio entre nuestros estímulos, en realidad desarrollamos más empatía y creatividad, dos elementos humanos muy importantes.

¿CÓMO AYUDAMOS A NUESTROS HIJOS?

Como padres, debemos invertir tiempo y esfuerzo en educarnos sobre las consecuencias del acceso ilimitado de nuestros hijos a las redes sociales y a los celulares. La sobrecarga de dopamina que conlleva está afectando sus cerebros en desarrollo de formas que la ciencia aún no ha empezado a comprender. Permitirles tener su propio teléfono puede ser beneficioso, pero necesitan que su uso tenga una estructura. No debería extenderse a los dormitorios ni a las mesas durante las comidas. Si quieres fomentar un equilibrio sano entre la vida virtual y la vida real para tus hijos, las investigaciones sugieren que limitar el uso de las redes sociales a dos horas o menos al día puede ayudar a reducir los riesgos de ansiedad y depresión. Podemos guiarlos hacia hábitos sanos limitando el uso de las pantallas en su vida cotidiana.

Para formar mentes fuertes y resilientes en nuestros hijos, debemos adoptar un enfoque deliberado. Al igual que los atletas que utilizan ejercicios de fuerza y acondicionamiento para sus músculos, actividades igualmente importantes pueden fomentar la inteligencia emocional, el desarrollo del carácter y las habilidades de liderazgo. Para sustentar esta misión, muchas organizaciones con visión futurista se han asociado con escuelas de todo el mundo, como MindUP, fundada por la actriz y escritora estadounidense Goldie Hawn. Este programa se basa en los principios neurocientíficos de la atención plena y la meditación para ayudar a regular los niveles de estrés, permitiendo mejorar las relaciones mediante actos de bondad y compasión. Los programas de MindUP ya se han implantado en los distritos escolares de los Estados Unidos y el Reino Unido, ayudando a los niños a adquirir capacidades valiosas que establezcan unas bases sólidas para las generaciones futuras.

Como casi todo, la moderación es un don. Simplemente no queremos pasarnos de la raya. Sin darnos cuenta, desde hace años hemos saltado del barco y nos hemos lanzado al agua profunda. Pero estamos en un momento crucial; nuestra salud y bienestar futuros penden de un hilo. Para evitar posibles daños irreparables a nosotros mismos y a nuestra sociedad, la moderación debe formar parte de esta ecuación si queremos encontrar el equilibrio entre las personas y la innovación. ¡Es innegable que ha llegado el momento de enfrentarnos a la realidad! Incorporar prácticas de la atención plena debe convertirse en una parte integral de cada individuo, que en última instancia conduzca a una conciencia colectiva más elevada y permita un cambio universal perdurable.

"Cuando ves tu locura, esa locura deja de poseerte".

-DAN HARRIS

CAPÍTULO SIETE

ATENCIÓN PLENA (MINDFULNESS) Y MEDITACIÓN

Desbloquear el poder de tu conciencia y tener un propósito en la forma en que percibes la vida nos abre nuevos reinos de posibilidades. La atención plena es una invitación a que observemos nuestro pensamiento, nuestras reacciones físicas y nuestras emociones para tener un mayor control sobre cómo experimentamos la vida. Sencillamente, prestando atención al momento presente sin imponer juicios y dándote cuenta de lo que funciona y lo que no funciona, te ayuda a obtener una comprensión más profunda de ti mismo.

Nuestra falta de atención al momento presente nos hace pensar que estamos locos. Nuestra mente se escapa entre el pasado y el futuro descuidando el momento presente y activando nuestro modo de lucha o huida. La atención plena es como pulsar el botón de pausa de tu cerebro. Tomarte un momento para respirar y reconocer y procesar tus sentimientos te llevará a sufrir menos estrés y a apreciar la vida en su forma presente. Esto no sólo ayuda a liberar más energía, sino que también permite una sensación interior de paz, una presencia con mayor significado y gratitud, todo ello al tiempo que abres un espacio para disfrutar de los beneficios profundamente reconstituyentes y potenciadores del sistema inmune asociados a permanecer en el modo de descanso y reposo.

En 1979, el doctor Jon Kabat-Zinn tomó unas enseñanzas del budismo y creó un revolucionario programa de ocho semanas de reducción del estrés y relajación para ayudar a quienes padecían estrés, dolor, ansiedad o enfermedades. En la década de 1980, rebautizó el curso como Reducción del Estrés Basado en la Atención Plena (Mindfulness-Based Stress Reduction-MBSR, por sus siglas en inglés), combinando técnicas como el escáner corporal, el yoga y las prácticas meditativas (Kabat-Zinn 1979).

Ahora vivimos en un mundo en el que la atención plena empieza a reinar, con su influencia bien establecida por medio de amplias investigaciones científicas. Sin embargo, las poderosas fuerzas de las industrias médica y farmacéutica siguen negándose a aceptar este hecho por temor a las pérdidas económicas. A pesar de la continua resistencia de determinados sectores, nos dirigimos rápidamente hacia un futuro en el que la verdad científica prevalecerá sobre los márgenes de las ganancias económicas.

Al conectarnos con nuestra sabiduría interior, todos tenemos el poder de desbloquear esta capacidad innata. Cuatro principios esenciales abrirán un mundo de posibilidades cuando se comprendan plenamente:

- **Atención**: Escuchar u observar atentamente un objeto, sonido, respiración, acontecimiento o persona seleccionados.

- **Intención**: Aumentar la conciencia deliberadamente.
- **Presencia**: Permanecer en el momento, el aquí y el ahora.
- **Apertura**: Ser curioso, objetivo y no juzgar.

Cuando tu mente entre en el patrón de rumiar historias negativas sobre ti mismo o sobre los demás, o en escenarios premonitorios que puedan ocurrir en el futuro, reconoce esos sentimientos y no los juzgues con dureza. En vez de reprimir las respuestas fuertes que surgen durante el proceso, puedes buscar la manera de expresarte con autenticidad antes de pasar a cultivar pensamientos más positivos. Empieza a observar tus pensamientos y emociones con una visión de amor y compasión. Relájate conectándote profundamente contigo mismo por medio de la respiración consciente, a medida que adquieres claridad sobre lo que te causa angustia mental o dificultad para mantenerte en el presente. Esto es clave para una gestión emocional eficaz.

EJERCICIOS SENCILLOS

Reconéctate contigo mismo y con lo que te rodea dedicando unos momentos para practicar los diferentes ejercicios durante el transcurso del día. Para algunas de las actividades, necesitarás un espacio tranquilo, libre de distracciones, donde puedas enfocarte adecuadamente. Potencia los efectos aún más mediante actividades al aire libre. La Madre Naturaleza tiene profundos poderes sanadores, así que asegúrate de concederte momentos en la naturaleza para establecer una conexión más profunda contigo mismo y con el entorno.

La postura: Ser consciente de tu postura, desde el momento en que despiertas hasta que te vas a dormir, puede ser una poderosa herramienta de empoderamiento. No sólo favorece la buena salud física, sino que también influye en unos niveles más elevados de confianza y autoestima.

Escuchar: Permite que la música te cautive. Enfócate deliberadamente, como si te llevara a un viaje. Identifica y explora los distintos sonidos e instrumentos mientras observas cómo te hacen sentir emocional y físicamente.

Comer: Disfruta al máximo de la comida saboreando cada bocado. Tómate tu tiempo para percibir los aromas, texturas y sabores característicos de cada bocado que pasa por tus labios y descríbelos.

Caminar: Vuélvete consciente de lo que te rodea mientras caminas. Mantente firmemente arraigado en el momento presente y observa cuánto tiempo pasa antes de que irrumpan pensamientos sobre el pasado o el futuro. Cuando esto ocurra, vuelve a centrarte suavemente en lo que te rodea. No tomes todo con demasiada seriedad. Diviértete y conviértelo en un juego. Si haces senderismo o caminas por la playa, fíjate en los intrincados patrones de las conchas marinas o las hojas.

Campanas: Cierra los ojos y disfruta de la paz del silencio. A continuación, crea un sonido suave que rompa esa quietud, ya sea un tañido de campanas, un gong con eco o los cuencos tibetanos, y comprueba cuánto tiempo puedes permanecer consciente de esa hermosa resonancia antes de que se desvanezca en el silencio.

Mira a tu alrededor: Conéctate con tu niño interior y explora el mundo que te rodea con ojos nuevos, como si estuvieras descubriendo algo novedoso. Aprecia la belleza que te rodea, desde ese acogedor porche frente a tu casa y el exuberante jardín de hierba verde, hasta los parques cercanos llenos de paisajes y sonidos fascinantes.

DIFERENCIA ENTRE LA ATENCIÓN PLENA Y LA MEDITACIÓN

La atención plena consiste en una mayor consciencia de lo que te rodea y de lo que ocurre en tu interior, una forma poderosa de conectarte con la belleza y la complejidad de tu presente. Aporta el equilibrio adecuado, permitiéndote observar objetivamente tus pensamientos y emociones más íntimos y, al mismo tiempo, comprometerte profundamente con el momento presente.

La meditación es una forma poderosa de asumir el control de tu mente y convertirte en su amo definitivo. Al entrenar tu cerebro con un enfoque deliberado -ya sea en tu respiración, visualizaciones, palabras o mantras- puedes elevarte por encima de cualquier negatividad que se te presente, aprendiendo a responder en vez de reaccionar. Al sintonizarnos de esta manera única, podemos descubrir la armonía entre el cuerpo y la mente. Con el tiempo, esta poderosa técnica se convierte en una capacidad de transformación de uno mismo.

Cada uno de nosotros tiene la capacidad interior de relajarse en un estado meditativo con tan solo dedicarle tiempo a las actividades que nos aportan alegría. Todos podemos desbloquear nuestro poder innato para encontrar la paz y la satisfacción por medio de la creatividad. Ya sea el atletismo, el arte o incluso preparar algo delicioso en la cocina, si te enfocas intensamente y con entusiasmo en lo que alimenta tu alma, pronto llegará la relajación de tu mente y tu cuerpo. La clave reside en dedicar un tiempo de tu rutina diaria a consentirte con actividades que te encanten.

Practicar la meditación es como entrenarte para una maratón de la mente. Fortaleciendo constantemente nuestro cerebro con una "calistenia mental", podemos transformar viejos hábitos limitantes en nuevas vías sólidas que nos preparen para un enfoque, claridad y paz duraderos. Con suficiente práctica, estos nuevos patrones se fortalecerán más que nuestros impulsos saboteadores. Con el tiempo, asumirán el control por completo y nos permitirán acceder al potencial incalculable de nuestro interior, hasta ahora desconocido.

Este es un superpoder y sienta una base crucial para la sanación emocional y la conexión espiritual. Te prometo que, si te ciñes tan sólo a cinco o diez minutos al día, llegarán los beneficios, y de forma natural querrás aumentar su duración que, con el tiempo, practicarás dos o más veces al día.

La meditación está experimentando un despertar moderno, ya que cada vez somos más aquellos que buscamos su potencial transformador y elevador. El deseo de encontrar estados más tranquilos para nuestro cuerpo y nuestra mente nunca ha sido tan grande, y las personas de todo el mundo occidental recurren cada vez más a esta antigua práctica en busca de un respiro frente a las turbulentas oleadas de la vida. La educación en la meditación sigue avanzando y progresando. Con el tiempo, se afianzará aún más en la cultura predominante.

TU ENFOQUE LO ES TODO

A medida que aprendía a llevar mi práctica con amor y compasión, se convirtió en una herramienta inestimable en mi camino hacia la sanación y la transformación. Me ha ayudado a cultivar el valor para enfrentarme al dolor crónico, la ansiedad, la depresión y la soledad tan arraigadas en mi vida y, en última instancia, permitiendo que me reconecte con el alma que reside en mi interior. Al mantener esta práctica a lo largo del tiempo, no sólo ha mejorado mi forma de pensar, sentir y actuar, sino que también me ha abierto las puertas para comprender lo que estoy destinada a ser, mejorando mi inteligencia emocional y elevando mi conciencia. Esta práctica nos permite acceder a la paz interior y a la compasión incondicional con nosotros mismos y hacia los demás. Es como un don que no cesa de dar frutos.

La meditación forma parte de una curva de aprendizaje. Al principio puede parecer desalentadora, ya que muchas personas esperan vaciar su mente, lo cual es una tarea imposible. Cuando el resultado deseado no se consigue de inmediato, el crítico interior entra en acción y nos dice que abandonemos. Más que buscar una mente en blanco o tranquila, el verdadero objetivo debería ser volver a enfocarnos constantemente. Tratar de aquietar nuestra mente puede ser como sacar a pasear a un perro entusiasta. Tiene muchas distracciones que explorar, pero sabemos que nuestro objetivo tiene una dirección única. Del mismo modo que guiarías con cariño a tu mascota lejos de un arbusto y hacia el parque, en la meditación también los encaminamos con suavidad cuando nuestros pensamientos se desvían de su curso. Tu capacidad para recuperar la concentración después de que tu mente divague aumenta exponencialmente cada vez.

Para los principiantes, las meditaciones guiadas pueden ser muy útiles para permanecer enfocados. Sólo tienes que seguir las indicaciones, y es como si te guiaran en una clase de ejercicio o sintonizaras las instrucciones de tu podcast favorito. Con la gran variedad de aplicaciones que tienes disponibles hoy en día, encontrarás muchas formas de obtener esa orientación adicional.

El yoga nidra ofrece una forma única de experimentar un estado meditativo que conecta mente y cuerpo mientras recorres cada una de tus partes. Recostado boca arriba, empieza por la parte superior de la cabeza y baja hasta los dedos de los pies. Haz una pausa durante unos instantes en cada lugar donde percibas sensaciones, invitándolas al silencio y a la consciencia interior durante este proceso. Puedes encontrar muchas meditaciones guiadas en Internet que te ayuden con este método.

Busca un lugar donde puedas relajarte y ponte cómodo con la espalda recta y los pies apoyados firmemente en el suelo. Empieza por respirar profundamente por la nariz, concentrándote en cada inhalación y exhalación que entra y sale de tu cuerpo. Enfócate únicamente en esa sensación de movimiento suave. Percibe sin juzgar las sensaciones mentales o físicas que surjan durante esta práctica, considerándolas como nubes que se desplazan gradualmente por un cielo abierto hasta guiarte sin esfuerzo de vuelta a casa centrándote en cada inhalación y exhalación de la respiración.

BENEFICIOS EXTRAORDINARIOS

- Calma nuestro sistema nervioso.
- Aumenta la inmunidad.
- Disminuye el dolor crónico.
- Mejora la calidad del sueño.
- Mejora el desempeño cognitivo.
- Mejora el enfoque y la concentración.
- Reduce los niveles de estrés y ansiedad.
- Aumenta el bienestar emocional y la autocompasión.
- Ayuda a la sanación de los traumas.
- Brinda respuestas más apropiadas frente a situaciones sociales difíciles.
- Incrementa la compasión hacia ti y hacia los demás.

¡Te estás embarcando en un viaje verdaderamente radical! Reprogramar tu mente no es algo que se puede lograr de inmediato. Se requiere tiempo, paciencia y, lo que es más importante, alegría para que el proceso sea agradable a lo largo del camino. Así que no te tomes demasiado en serio. Más bien, adopta una actitud de curiosidad, con aceptación y compasión para un progreso constante.

Ahora, adentrémonos en una exploración consciente para romper el ciclo opresivo de la ansiedad. Acompáñame mientras descubrimos cómo comprender la ansiedad puede conducirnos a desarrollar estrategias más sanas para lidiar con ella.

El problema no es el malestar, sino nuestra relación con él.

CAPÍTULO OCHO:

LA ANSIEDAD, NUESTRA MEJOR AMIGA

La ansiedad es nuestro sistema de alarma integrado, nos ayuda a mantenernos alerta y a salvo de posibles daños; también es un poderoso motor de motivación que nos impulsa a actuar de maneras que no habríamos elegido en circunstancias diferentes. Sin embargo, nos hemos condicionado a silenciar la ansiedad en vez de escuchar lo que tiene que decirnos, ignorando a esa poderosa aliada a pesar de los riesgos.

"¡Hola! Soy yo, tu Ansiedad. Está pasando algo. ¡Hola! ¿Podrías prestarme atención? Veo que me ignoras, pero no pienso irme. Si no me escuchas, haré más ruido".

Nuestro cuerpo siempre se comunica con nosotros, pero a menudo pasamos por alto ese diálogo vital. Hagamos una pausa para escuchar y validar nuestra intuición: ella sabe mucho más de lo que creemos. Descuidar estas señales internas nos conducirá a muchos malestares físicos o mentales que podemos evitar fácilmente si nos sintonizamos con nuestro interior.

A menudo queremos alejar la incomodidad, evitando las

emociones dolorosas y las sensaciones que las acompañan. Cuando surgen esos sentimientos, nos aferramos a las historias que crea nuestro ego, las cuales nos aprisionan, dejándonos abrumados e impotentes.

Con la atención plena consciente, puedes elegir cómo responder en vez de reaccionar impulsivamente. Cuando surgen, en vez de tratar de alejar las sensaciones incómodas, te acercas a ellas, comprendiendo que esa emoción es solo energía que fluye por tu cuerpo.

No tengas miedo de tus emociones cuando sientas que no puedes manejarlas. Deja que fluyan las lágrimas y deja escapar un grito si es lo que necesitas; eso puede brindarte un alivio increíble. Durante ese proceso, tu cuerpo libera oxitocina y endorfinas que ayudan a calmarte. Cuando te asalte la ansiedad, busca un lugar tranquilo (de ser posible) para sentarte y practicar un poco, sin distracciones. Concéntrate en la quietud, aunque tengas muchas ganas de moverte. Al principio puede resultarte difícil, pero con cada esfuerzo logras mayor fortaleza y resiliencia, lo que permite que el estrés desaparezca cada vez más deprisa.

Respira profunda y lentamente y observa la sensación. Pon atención en tu ansiedad, escúchala y hazle preguntas:

- ¿Cómo puedo ayudarte?
- ¿Qué tratas de decirme?
- ¿Estoy rumiando demasiado el pasado?
- ¿Estoy demasiado conectado a mis dispositivos?
- ¿Estoy reaccionando a un trauma del pasado?
- ¿Tengo miedo del futuro?

- ¿Necesito más actividad física?
- ¿Cómo es mi dieta?
- ¿Estoy reprimiendo alguna emoción?
- ¿Debo arraigarme más en la naturaleza?
- ¿Necesito más equilibrio en mi vida?

Saber intuitivamente qué hacer en un momento de necesidad puede ser increíblemente poderoso, tal como lo viví en carne propia en el concierto de los Rolling Stones el año pasado. En mi capítulo titulado "Cambia tu forma de pensar", comparto mi experiencia de reprogramación que me permitió superar un reto imprevisto con rapidez y decisión.

Sí, lo sé, lo escucho todo el tiempo: "No es fácil, Michele".

¡Y no lo es! No estamos preparados para enfrentarnos a ese monstruo. No es ni mucho menos pan comido. Nadie lo sabe mejor que yo. He tenido que luchar muchas batallas, como todos. La ansiedad ha sido el desafío de toda mi vida. Por eso me propuse entender qué es exactamente lo que hay que hacer para manejarla correctamente y sentir alivio cuanto antes.

Los hábitos son poderosos, y el ciclo del hábito termina por romperse cuando se cultiva la energía de la calma. En el caso de quienes padecen ansiedad crónica, de su cuerpo se ha vuelto adicto a ese exceso incómodo de energía hiperactiva. Pero no te preocupes. Puedes renovar las conexiones tu cuerpo y tu mente con las herramientas adecuadas, lo que resultará en un estado de mayor calma y equilibrio. Puedes lograrlo con dedicación y perseverancia. Es como cualquier programa de entrenamiento físico.

La ansiedad se puede manifestar de muchas maneras, desde el miedo al futuro y la incertidumbre hasta las dolencias físicas como el insomnio, la inflamación y los problemas digestivos. Todos tenemos activadores de la ansiedad, lo que genera una serie única de síntomas, desde las erupciones cutáneas y las enfermedades hasta los arrebatos emocionales y los comportamientos adictivos. Practicar el ser consciente de uno mismo es vital para comprendernos y afrontar la ansiedad.

ACTIVADORES Y SOLUCIONES

Puede ser muy revelador hacer un balance de tu vida e identificar las fuentes del estrés. Haz una lista que vaya más allá de lo obvio. Tus hallazgos podrían ser inesperados.

- Demasiado tiempo frente a pantallas.
- Opiniones negativas de personas, noticias, redes sociales, programas y películas.
- Conflictos con las personas.
- Miedo a no tener suficiente tiempo o dinero.
- Mi trabajo.
- Mi familia.
- Falta de equilibrio entre el trabajo y la vida personal.
- Adicciones.
- Rutinas matutinas y nocturnas.
- Mi forma de pensar negativa.
- Demasiado aislamiento.
- Preocupación por el futuro o rumiar sobre el pasado.
- Demasiada cafeína, azúcar u otros estimulantes.
- No pasar suficiente tiempo en la naturaleza.

- No pasar suficiente tiempo a solas.
- Mala gestión del tiempo o llegar siempre tarde.
- Multitareas constantes.
- Pensar sin cesar.
- Moverme muy rápido todo el tiempo.
- No hacer pausas entre las actividades, tareas o citas.
- Tratar de hacer demasiadas cosas en un solo día.

Cuando pasas demasiado tiempo frente a las pantallas, como lo hacemos la mayoría, experimentamos niveles bajos de exposición a los campos electromagnéticos (EMF). Creemos que nos hemos adaptado a esto, pero ¿será cierto? Las investigaciones han demostrado los estragos que ocasionan en nuestra mente y en nuestro cuerpo. No es natural que estemos tan expuestos a eso.

Los síntomas relacionados con la exposición elevada a las EMF incluyen dolores de cabeza, ansiedad, ideas suicidas y depresión, náuseas, fatiga y pérdida de la libido. En mi caso, fue la ansiedad y la fatiga. Lamentablemente y debido a mis actividades laborales, he pasado muchos años trabajando frente a las pantallas. Ahora uso temporizadores que me avisan cuando debo hacer pausas y salir a dar un paseo, hacer yoga, senderismo y natación para lograr un mayor equilibrio.

Durante mi confinamiento forzoso, aprendí sobre el grounding o earthing, la ciencia de conectar los pies descalzos a la tierra para absorber los electrones de carga negativa. Esta práctica disminuye la ansiedad, reduce la inflamación, el dolor y el estrés, mejora el flujo sanguíneo, el sueño y la vitalidad. Sólo veinte minutos al día pueden brindarte el equilibrio que tu cuerpo necesita.

Clinton Ober ha estado a la vanguardia de esta revolución de la salud. Su influyente libro, ¡*Earthing: The Most Important Health Discovery Ever!*, (Ober 2014) Earthing, Con los pies descalzos (Sirio), así como su documental *The Grounding Movie*, presentan a profesionales médicos que apoyan sus descubrimientos. Estos recursos han inspirado a personas de todo el mundo a profundizar en esta poderosa práctica (Tickell 2019).

The Grounded (Con subtítulos en español: https://youtu.be/ lIyGwkU8dCs) es un largometraje documental inspirador que narra la asombrosa transformación sanadora de un hombre y su profundo impacto en los habitantes de un pequeño pueblo de Alaska, filmado y producido por el renombrado cineasta de *National Geographic* Steve Kroschel (Kroschel 2013).

El doctor Jeff Spencer, de los equipos de ciclismo Pro CyclingTeam del Servicio Postal de Estados Unidos y *Discovery Channel*, ha compartido el rol fundamental que desempeñaron los productos de grounding para acelerar la recuperación y sanación de los atletas en varias victorias del Tour de Francia (2012).

Los japoneses tienen su propia versión, la llaman "baño de bosque" o *shinrin-yoku*. Los profesionales de la medicina llevan años prescribiéndoselo a sus pacientes para el manejo del estrés. Pero esta práctica profundiza mucho más en la conexión con la naturaleza a través de todas las partes del cuerpo, no sólo de los pies. Ellos creen que la clave para desbloquear el poder del bosque está en los cinco sentidos. Permitir que la naturaleza entre por tus oídos, ojos, nariz, boca, manos y pies.

Según un estudio patrocinado por la Agencia de Protección del Medio Ambiente, el estadounidense promedio pasa el 87 por ciento de su tiempo en ambientes cerrados y un 6 por ciento en el automóvil. El Earthing es un complemento sencillo pero importante del estilo de vida, que no requiere esfuerzos ni dietas. Existen tapetes de grounding y otros productos de empresas acreditadas que se pueden utilizar dentro del hogar. Se conectan a un enchufe con polo a tierra, y puedes obtener muchos beneficios para la salud de los electrones negativos de la tierra, lo cual es estupendo para los habitantes de las ciudades sin jardines (Nelson 2001).

Sé que es un desafío salir de tu zona de confort y hacer cambios, ¡pero puedes lograrlo! Pregúntate qué te causa angustia y qué deseas eliminar de tu vida. Si no puedes alejar con facilidad a la persona, el hábito o la situación de tu vida, puedes crear un plan y prepararte para manejar los activadores que no logras evitar. Puedes utilizar el mismo proceso que expliqué con anterioridad para lidiar con tus activadores emocionales. Ábrele un espacio al antes y después de estos eventos, lo que te proporcionará una mayor confianza, calma interior y la oportunidad de procesarlo después.

He aquí una forma de prepararte para esto. Visualízate calmado y sereno imaginando el resultado deseado. Siente con intensidad las emociones de haber logrado lo que deseas y experiméntalas como si fueran reales ahora mismo: alegría, aprecio y seguridad en ti mismo, todas las sensaciones que implican lograr el éxito. Cuanto más fuerte sean las emociones provocadas, sean éstas positivas o negativas, más profundamente se grabarán esos recuerdos en tu mente. Luego podrás recurrir a la visión y a la sensación que tuviste cuando estabas solo, lo cual te sustentará en la situación de la vida real.

Puedes producir deliberadamente en tu cuerpo sustancias químicas y hormonas que te hagan sentir bien, llevando a cabo actividades sencillas que te ayuden a equilibrar tu organismo. He aquí algunos ejemplos:

La dopamina: Recompensa/Motivación

- Terminar una tarea
- Celebrar las pequeñas victorias
- Actividades de autocuidado
- Ejercicio
- Escuchar música
- Gratitud

Oxitocina: Amor/Alegría

- Relaciones sanas
- Abrazar a los seres queridos
- Jugar con tu mascota
- Ayudar a los demás
- Tomarse de las manos

Serotonina: el estabilizador del estado de ánimo

- Meditar
- Hacer yoga
- Respiración profunda
- Ejercicio
- Exposición al sol

- Tiempo en la naturaleza

Endorfina: El calmante del dolor

- Risa
- Baile
- Chocolate negro
- Meditación
- Aceite esencial de vainilla o lavanda

Transforma tu vida con el poder del refuerzo positivo. Descarga una aplicación de grabación de audio y graba palabras alentadoras con tu propia voz y escúchalas todos los días. Cuando es tu voz la que te anima, ¡es más poderoso! Escucharás tu voz amorosa y de apoyo siempre contigo para animarte en cualquier situación: al conducir, en caminatas o en tus sesiones de ejercicios o meditación. Recuerda que la repetición es la forma en que reprogramas tu cerebro, y te sorprenderá lo rápido que cambia tu estado de ánimo. También tienes fuentes ilimitadas de recursos positivos en Internet. Descubre los mensajes inspiradores que resuenan contigo. Hay algo para todos.

En la última década, han aumentado los debates sobre la ansiedad. Este problema de salud mental y física afecta a muchos adultos, pero también a muchos niños. Recuerda, la ansiedad simplemente trata de ayudarnos, pero nuestras mentes se confunden sobre la mejor forma de manejarla. Permíteme llevarte un paso más adelante en cuanto al funcionamiento del cerebro. Te mostraré cómo su poder puede ayudarte a controlar la ansiedad y a entrenar tu mente subconsciente para que se alinee mejor con lo que deseas conscientemente.

Si no asumes la responsabilidad de programarte,
alguien más lo hará por ti.

CAPÍTULO NUEVE:

REPROGRAMA TU MENTE

Pasamos el 95% de nuestras vidas funcionando en piloto automático, siguiendo ciegamente las creencias y los comportamientos que nos han inculcado las fuentes externas. Durante nuestra crianza, hasta los siete años, somos más receptivos a recibir información nueva. Nuestro cerebro es idéntico a una cámara de video en modo de grabación durante los primeros siete años, absorbiendo influencias a medida que llegan y dejando una huella tan poderosa que le da forma a lo que seremos en el futuro. Hace años, los jesuitas tenían un dicho que su fundador tomó prestado de Aristóteles: "Dame un niño hasta los siete años y te mostraré cómo será el hombre".

Necesitamos hacer un esfuerzo consciente para cambiar estos programas y actuar en nuestras vidas para lograr nuestro verdadero potencial. Aunque algunas personas pueden transformar su vida y sus hábitos estudiando libros o tomando cursos, a la mayoría de nosotros nos cuesta más porque nuestro subconsciente dirige el espectáculo. El conocimiento es un gran comienzo, pero hace falta más que nuevos datos en tu cabeza para crear un cambio duradero con eficacia.

La mente subconsciente es mucho más potente de lo que la mayoría de nosotros comprendemos. Con esta fuerza increíble a tus órdenes, puedes conectarte fácilmente con su poder y manifestar resultados que se alineen con lo que deseas conscientemente. Sin embargo, llegar a utilizar ese potencial oculto para un cambio real requiere consciencia y comprensión, algo con lo que sólo cuenta un pequeño porcentaje de seres humanos. Tomando medidas proactivas para conocer su influencia en nuestras vidas y modificando con intención nuestro estado mental con mensajes repetitivos, aprendemos a manifestar y creamos cambios transformadores. Este proceso es como cambiar el curso de un río. Redirigir la corriente no ocurrirá de la noche a la mañana, pero con paciencia y perseverancia, podrás ver el cambio. En poco tiempo, se convertirá en tu segunda naturaleza.

Todos experimentamos a diario las consecuencias perjudiciales de la repetición negativa en nuestras vidas, ya sea en la forma de creencias perjudiciales que nos autosabotean, de propaganda engañosa o de teorías conspirativas sin fundamento difundidas en los canales de noticias y en las redes sociales. Seguir haciendo lo que nos es familiar tiene un poder que no podemos ignorar. Pero ¿y si esta misma herramienta pudiera producir resultados positivos? Ahí es donde entro yo. Te enseñaré técnicas científicas de eficacia comprobada que, utilizadas coherentemente, desbloquearán tu potencial para lograr un cambio real.

¡Tu respuesta lo es todo! Con quién eliges rodearte y qué tipo de pensamientos albergas es igualmente importante. Las personas positivas llenan tu vida de energía, luz, confianza y ánimo, y te inspiran cuando te relacionas con ellas. Por el contrario, las influencias negativas pueden agotarnos mentalmente, dejándonos desgastados o desmotivados. Reflexiona por un momento sobre cómo te sientes después de relacionarte con algunas personas. ¿Sientes que tu corazón se exalta, o su presencia provoca sentimientos de desánimo? El objetivo es ser consciente de lo que entra en tu espacio mental y aprender a gestionar cada una de tus reacciones.

NUESTRA PROGRAMACIÓN NEGATIVA

Nuestros pensamientos e ideas surgen a través de las conversaciones que sostenemos con nosotros mismos y con los demás, por lo que es primordial comprender la razón de su influencia para volvernos conscientes de lo que queremos cambiar. He aquí algunos procesos de pensamientos negativos comunes que si no se controlan, con el tiempo se alimentan de sí mismos:

- Soy tan estúpido.
- Tengo una vida asquerosa.
- Soy una persona ansiosa.
- No puedo hacer nada bien.
- De vuelta a la rutina.
- No soy lo suficientemente inteligente para hacer eso.
- No soy lo suficientemente bueno.
- Soy un fracaso.
- No le voy a gustar a nadie.
- Nunca cambiaré.
- Debería ser mejor.
- No tengo suficiente talento.
- Soy muy feo.

- No soy atractivo.
- Odio mi cuerpo.
- Me siento muy viejo.
- No tengo fuerza de voluntad.
- Nunca podré lograrlo.
- No sirvo para esto.
- Nunca seré bueno en algo.
- Soy un perdedor.
- Es demasiado difícil para mí.
- Nunca lo terminaré.
- Nadie quiere mi opinión.
- No tengo confianza.
- Me agobio con facilidad.
- Tengo mala suerte en la vida.
- No tengo poder para controlar mi felicidad.
- Siempre me pasan cosas malas.
- Aunque mantenga una actitud positiva, las cosas me siguen saliendo mal.
- ¿Acaso mi vida podría empeorar?
- Es demasiado bueno para ser verdad.

Nuestros procesos de pensamiento sobre el dinero pueden crear la diferencia entre el éxito y el fracaso financiero. De niños, con demasiada frecuencia, oímos mensajes como "el dinero no crece en los árboles" o "el dinero es la raíz de todos los males", que crean vías neuronales en nuestro cerebro haciéndonos creer que tener dinero es imposible. Estos pensamientos limitantes pueden afectar negativamente a las generaciones futuras, atrapando a las familias en un ciclo de pobreza en donde la prosperidad siempre parece algo imposible de lograr y la riqueza se considera inalcanzable en vez de merecida. Por otra parte, las familias acomodadas tienen una mentalidad increíblemente poderosa en torno a sus finanzas; comprenden que la abundancia se puede lograr con trabajo duro y determinación, de tal forma que convierten en realidad esas visiones.

Imagina este escenario: estás trabajando duro y esforzándote para conseguir ese ansiado ascenso y aumento de sueldo, pero tu diálogo interior te dice constantemente que no te lo mereces.

- ¿Por qué me darían esa promoción?
- Mis competidores tienen mucho más talento.
- No soy lo suficientemente bueno o inteligente.
- No tengo nada que ofrecer.

Esa conversación negativa de nuestra mente será un obstáculo importante que te impedirá alcanzar tu objetivo y puede ser perjudicial para el éxito si permites que persista. Cambia tu diálogo interior y desarrolla nuevas creencias, como por ejemplo:

- Tengo talento.
- Tengo algo extraordinario que ofrecer.
- Soy la persona adecuada para ese puesto.
- Merezco ese trabajo.
- Soy la única persona de esta oficina que merece ese puesto.

REPROGRAMACIÓN POSITIVA

Aprender una nueva lengua como adulto podría parecer una labor insuperable. Sé que es verdad porque eso me pasó cuando me propuse estudiar español. Sin saberlo, acepté la opinión de los demás de que sería demasiado difícil para mí, repitiendo mantras como: "Los idiomas no me resultan fáciles" y "No tengo talento para aprender idiomas". ¿Adivina qué pasó? Fue difícil. Mi mente consciente deseaba aprender español, pero mi diálogo interior era contraproducente, creando un programa en mi cerebro que me decía: "Lo siento, Michele. No tenemos un programa para eso; nuestro programa dice que esto es difícil para ti".

Armada con una actitud de "sí se puede" y un esfuerzo incesante, reprogramé mi cerebro mediante afirmaciones diarias, contraté a un profesor particular, practiqué diligentemente cada semana con varios grupos y escuché podcasts a diario, además del hecho de haber vivido en el extranjero durante varios años. Aunque aún queda espacio para el aprendizaje, lo que antes era un reto imposible se ha convertido en algo posible gracias a mi convicción de que lo es, lo que ahora me permite hablar con confianza esta hermosa lengua.

Por más de quince años, me había aferrado al sueño de escribir un libro. Sin embargo, mis más grandes obstáculos eran la procrastinación y mis inseguridades. Mi mente me susurraba que lo que tenía que decir no era lo bastante convincente como para tener lectores, así que ¿para qué tomarme la molestia?

Cuando empecé a programar mi cerebro para reconocerme como una autora de éxito, ¡poco imaginaba que el Universo respondería tan rápidamente! En junio de 2022, mi llamado obtuvo respuesta en un evento de networking por parte de una mujer que se presentó ante mí con su libro recién publicado.

Le atribuyó su éxito a un programa de tutoría de escritores. ¡Ese recurso increíble cayó en mi regazo! Aproveché el momento y me inscribí.

¿Puedes ver el patrón en ambos ejemplos? Mediante la programación y el esfuerzo con intención, alineé mis creencias con lo que deseaba realmente. Una confianza recién descubierta sustituyó mis antiguos miedos al dar los pasos necesarios para volver realidad esos objetivos. Al crear esa nueva programación en mi cerebro, todos los obstáculos desaparecieron, permitiéndome lograr el éxito.

La programación negativa nos rodea, pero no tiene por qué definir quiénes somos si elegimos algo diferente. Puedes aprovechar tu increíble poder interior, cambiar tu diálogo interno y volverte imparable. Cuando construimos la realidad con pensamientos positivos, nuestro comportamiento los acompaña, casi como si cada evento estuviera cuidadosamente orquestado para que todo encaje mágicamente. Funciona como un efecto dominó.

IDENTIFICAR Y MANIFESTAR

Para descubrir las creencias inconscientes que tienes instaladas en tu mente desde la infancia, fíjate en las partes de tu vida que deseas cambiar pero te resulta difícil hacerlo. Es probable que esto se deba a la interferencia de una programación obsoleta. Todos tenemos un diálogo recurrente en el trasfondo de la mente, como un compañero que nunca se calla y que aprendes a ignorar. Te abres a tu transformación con tan sólo prestarle atención sin dejar que esos pensamientos se te escapen sin corregirlos. La atención plena y la meditación son las herramientas fundamentales para lograr la maestría de uno mismo, ya que te permiten tomar consciencia a lo largo del día para que tus pensamientos sirvan como una fuerza poderosa para alcanzar el éxito.

Cada día, establece tus intenciones de crear una visión positiva para el futuro y mantenerte firmemente arraigado en el momento presente. Abraza cada día con optimismo, sabiendo que estás a un paso más cerca de lograr el éxito.

Al conectarte con las meditaciones guiadas, puedes reprogramar tu mente y manifestar una realidad que esté alineada con lo que deseas profundamente. Con unos pasos sencillos, como pensar en los detalles de cómo te sentirías si alcanzaras ese objetivo -imágenes, olores, sonidos y sentimientos relacionados-, puedes elevar tu frecuencia vibratoria, lo que acercará tus sueños a la realidad. Engañando a nuestro cerebro para que crea que el éxito ya es un hecho, empezamos a vibrar a un nivel completamente nuevo, lo cual nos permite alcanzar niveles que superan nuestros sueños más increíbles. Pronto experimentarás un mayor control sobre ti mismo y empezarás a manifestar la excelencia en tu vida.

Imagina lo mágica que podría ser la vida si llenáramos nuestras mentes de pensamientos positivos y amorosos y tuviéramos todos los días diálogos de empoderamiento personal. Usa la aplicación para grabar tu voz que ya debes haber descargado y personaliza tu propia colección. Llena tu mente de afirmaciones positivas y amorosas de gratitud para replantear tu visión personal. Por último, prepara una arenga poderosa para tus pensamientos negativos más obstinados.

Mantén a la mano tus audífonos y escúchate mañana y noche y a lo largo del día para conseguir el máximo impacto. Esta práctica puede conducir a un cambio transformador perdurable si se hace con constancia por lo menos durante tres meses.

Trabajar con el espejo (mirroring) es una práctica poderosa que consiste en mirarte en un espejo y expresar afirmaciones positivas, conectarte con tu yo interior, soltar creencias negativas y restaurar el amor dentro de ti. A pesar de que al principio puedes sentir incomodidad, te brindará una sensación de plenitud y alegría incomparables cuando lo hagas con constancia. Hazlo aún más potente mirándote a los ojos en vez de tan sólo a la cara.

Al adentrarnos en nuestras frecuencias de ondas cerebrales delta y theta, abrimos un portal de acceso a nuestro subconsciente que puede fomentar una transformación increíble. Nuestro cerebro se convierte en una esponja que absorbe rápidamente cualquier información. Al igual que la mente de un niño puede absorber información a un ritmo acelerado durante sus primeros siete años de desarrollo, podemos aprovechar nuestro poder entrando en esos estados. Entramos en theta cuando meditamos, nos acabamos de despertar o justo antes de quedarnos dormidos. Durante el sueño, pasamos a las ondas delta. Al escuchar afirmaciones poderosas en esos momentos, absorbemos más fácilmente el conocimiento para evolucionar y desarrollarnos. Llevo años utilizando con éxito esta técnica de autohipnosis.

ENFOQUE Y EXPECTATIVAS

Me han dicho: He probado las afirmaciones y no funcionan.
Respondo: ¿Cuánto tiempo las probaste?
Replican: Dos semanas.

Les digo (conteniendo la risa): Toma más tiempo. Si grabas tus afirmaciones, probablemente seguirás escuchándolas por más tiempo y verás los resultados.

Para crear un cambio duradero se necesita la repetición y dedicación constantes. Desde el aprendizaje de lo básico, como el abecedario o caminar, hasta dominar algo más avanzado, como conducir un automóvil, hablar otro idioma o dedicarnos a la evolución personal, el aprendizaje consiste en dar pequeños pasos día a día y esperar pacientemente a que se formen en nosotros nuevas vías neuronales hasta que algo se convierta en hábito. Debes comprender que se trata de un proceso. La programación negativa que recibiste lleva ocurriendo toda tu vida.

AFIRMACIONES EFECTIVAS

En primera persona: Crea una declaración en primera persona.

"Me amo y me resulta fácil ser feliz"; "Tengo una resiliencia extraordinaria".

Tiempo presente: El enunciado debe estar siempre en presente. "Me aprecio profundamente y me acepto tal como soy".

Afirma positivamente: Afirma siempre algo verdadero.

"Soy valiente" o "Tengo valor", en vez de "No tengo miedo".
Breves: Las afirmaciones deben ser breves y directas.

"Estoy a salvo"; "Tengo confianza".

Utiliza palabras que puedan potenciar e inspirar tu camino, como: sobresaliente, extraordinario, excepcional, fenomenal, increíble, asombroso, excelente, fantástico y poderoso.

AMOR
- Merezco la abundancia de amor en mi vida.
- Me aprecio profundamente y me acepto tal como soy.
- Soy fácil de amar.
- Soy extremadamente valiente.
- Soy agradecido.
- Soy alegre.
- Soy una persona excepcional.
- Considero los retos como oportunidades para crecer.
- Me amo mucho.

PERSONAL
- Mantener conversaciones en inglés me resulta divertido y fácil.
- Tengo familiares y amigos cariñosos y amables.
- Tengo familiares y amigos que me apoyan.
- Me despierto feliz y con energía.
- Me despierto entusiasmado y motivado.
- Soy muy creativa.

- Siento una paz increíble.
- Relajarme es divertido y fácil para mí.
- Vivir en el presente a diario es divertido y fácil para mí.
- Cambiar mis creencias es divertido y fácil.
- Tengo control sobre mis pensamientos.
- Me perdono y perdono a los demás.
- Tengo una vida divertida y emocionante.
- Tengo una vida fascinante.

SALUD

- Tengo una salud mental excepcional.
- Merezco tener salud emocional y física en abundancia.
- Estoy tranquila y relajada.
- Mi mente y mi cuerpo son fuertes y sanos.
- Dormir bien y recuperarme es fácil para mí.
- La meditación es divertida y fácil para mí.
- Hago meditaciones profundas y sanadoras.
- Es fácil sanar mi mente y mi cuerpo con la meditación.

ESPÍRITU

- Estoy conectado con mi inteligencia interior.
- Tengo una fuerte conexión con mi alma.
- Es fácil para mí conectarme con mi fuente interior.
- Puedo elevar mi vibración con facilidad.
- Volverme más consciente de mis pensamientos es divertido y fácil.
- Hago meditaciones profundas que le dan respuestas a mis preguntas.
- Hago meditaciones profundas que me ayudan a conocerme mejor.

DINERO

- Merezco abundancia económica.
- Tengo mucha riqueza en mi vida.
- Experimento la riqueza como una parte clave de mi vida.
- Puedo superar cualquier obstáculo monetario que se interponga en mi camino.
- Puedo conquistar mis objetivos económicos.
- La prosperidad es fácil y natural para mí.
- Mi vida está llena de salud y riqueza.
- Acepto y recibo la prosperidad inesperada.
- Merezco ganar más dinero.
- Descubro constantemente nuevas fuentes de ingresos.
- Estoy abierto a recibir toda la riqueza que la vida me trae.

Mediante la repetición y la constancia, podemos cambiar la propia estructura de nuestro cerebro. Cada vez que llevas a cabo una nueva acción o tienes un pensamiento nuevo, estás creando conexiones temporales unidas por sustancias químicas que con el tiempo se volverán estructurales. Cuando estas vías se repiten, las neuronas crean cambios permanentes de forma y posición para reforzar los vínculos entre las distintas partes del cerebro. Esto es neuroplasticidad. Cuando nos enfocamos en comportamientos arraigados en patrones de pensamiento positivo, ocurren transformaciones drásticas de largo plazo dentro de la mente y el cuerpo.

Ahora bien, repasemos:

- Tu cerebro es como una computadora y tu subconsciente es el disco duro.
- Tu mente subconsciente dirige tu vida el 95% del tiempo.

- Puedes reprogramar tu mente con la repetición. Esto es más eficaz en las frecuencias cerebrales theta y delta.
- Este proceso crea nuevas conexiones neuronales en tu cerebro (neuroplasticidad).
- Tu mente crea un nuevo programa (nuevas creencias) a partir del cual empiezas a funcionar.
- La magia sucede cuando se alinean las creencias subconscientes con los deseos conscientes.
- Tus pensamientos y acciones cambian, y manifiestas tus objetivos y sueños.

¡Tu imaginación es tu mejor aliada! Todos los grandes inventos y logros de la historia empezaron como una idea en la mente de alguien. Este principio es válido para todos los aspectos de la vida. No puedes manifestar algo que no hayas concebido primero y creas que te pertenece.

Con un nuevo sentido de la consciencia, ha llegado el momento de iniciar un increíble viaje hacia la autosanación. Soltemos las pesadas cargas de nuestro pasado y exploremos cómo podemos utilizar este conocimiento para desbloquear nuestro poder interior y transformarnos en lo que estamos destinados a ser realmente.

"Tu mayor logro consiste en ser tú mismo en un mundo que trata constantemente de convertirte en algo distinto".

-RALPH WALDO EMERSON

CAPÍTULO DIEZ

VIVIMOS EN UNA CULTURA TÓXICA

El mundo occidental es cada vez más tóxico, se parece a una placa de Petri en un laboratorio. Los científicos utilizan un método de experimentación en el cual introducen sustancias venenosas en un entorno determinado y observan cómo los pobres organismos enferman y perecen. Lo llaman "cultivo tóxico".

Nuestra cultura moderna se parece mucho a ese experimento de laboratorio, inundada por una serie de toxinas mortales que amenazan el bienestar de sus habitantes. Estamos sucumbiendo lentamente a sus efectos perjudiciales por doquier, con alarmantes repercusiones en la salud mental y física. No está claro si hemos elegido resistirnos o si somos víctimas. Pero una cosa es segura: este experimento tóxico no puede seguir descontrolado si la humanidad quiere tener alguna posibilidad de sobrevivir.

En los Estados Unidos, se cree que el éxito es la forma más elevada de valoración personal. La productividad se considera la máxima autoridad, y el éxito es una insignia de honor. Tratamos siempre de demostrar nuestra valía por medio de lo que hacemos o de la cantidad de dinero que ganamos, promoviendo un sentimiento de independencia e individualismo que, con demasiada frecuencia, puede conducir al egoísmo y a una actitud despiadada. Aunque no tiene nada de malo fijarnos niveles de exigencia elevados y esforzarnos por conseguir lo que queremos, ese enfoque implacable de producir nos consume con ansiedad e infelicidad, y a veces nos hunde en las adicciones o la mala salud. Estamos tan absortos en salir adelante con nuestras propias vidas, ganar más y aplastar a la competencia, que a veces no vemos las necesidades de los demás.

Esta programación cultural va en contra de nuestra propia naturaleza como seres humanos. No somos máquinas hechas para competir y producir. Estamos programados para el amor, la conexión y la generosidad. Los necesitamos para prosperar así como necesitamos el aire, el agua y la comida. Sin eso, no hay éxito mundano que pueda proporcionarnos una sensación de paz interior o de alegría.

En su revolucionario libro *The Myth of Normal: Trauma, Illness, and Healing in a Toxic Culture* (2022) (*El mito de la normalidad: El trauma, la enfermedad y la sanación en una cultura tóxica*), el doctor Gabor Maté habla ampliamente sobre cómo la vida en las culturas occidentales está provocando un aumento de las enfermedades mentales y físicas crónicas. ¡Y eso es sólo la punta del iceberg! Llevamos toda la vida abrumados con mensajes que hacen que nos sintamos inadecuados, lo que destruye gradualmente nuestra autoestima y nos genera angustia. Es como si todos padeciéramos una versión colectiva de TEPT. De un incidente traumático hasta el bombardeo constante de la negatividad, no es de extrañar que sean demasiado comunes las emociones tales como la irritabilidad y el malestar, incluyendo los diagnósticos psiquiátricos como los trastornos de ansiedad, el TDAH o la depresión, que causan un impacto paralizante en nuestras vidas y nos impiden vivir nuestro pleno potencial.

Muchos de nosotros nos hemos acostumbrado tanto a enmascarar nuestro malestar, frustración y miedo manteniéndonos distraídos constantemente que los momentos de soledad nos pueden parecer insoportables. Entiendo la necesidad de escapar de un molesto diálogo mental, o peor aún, de un espacio silencioso lleno de pensamientos y nada más. Durante la mayor parte de mi vida, me distraje con el trabajo y con las actividades compulsivas porque temía estar a solas con mi mente. No sabía cómo hacerlo. ¿Cómo es que hayamos llegado al punto en el que parece imposible sentirnos cómodos en nuestra propia piel? Los traumas sin resolver y las normas tóxicas de la sociedad nos han dejado a todos aquejados de un malestar subyacente.

El trauma no es sólo una experiencia psicológica sino también física. La mente y el cuerpo están unidos inexorablemente, por lo que el impacto del trauma se siente en lo profundo de nuestra psique y en nuestra fisiología. Cuando sufrimos una experiencia traumática, nuestro cerebro entra en modo de supervivencia y asume el control. Interpreta la situación como peligrosa, lo que provoca numerosas reacciones físicas como: el aumento del ritmo cardíaco, la sudoración y la respiración superficial. En consecuencia, tenemos el reto de aprender a vivir en un cuerpo fundamentalmente inseguro. Con los años, desarrollamos una "energía del hábito" en nuestro cuerpo -estamos programados para el estrés-, creando una energía que se puede convertir en algo frecuente en nuestras vidas. Si no se controla ni se gestiona, acabará pasándonos factura.

Sentirnos traumatizados es una experiencia extremadamente personal y única. Cada uno de nosotros arrastramos heridas profundas de nuestro pasado, cicatrices internas que distorsionan la forma en que nos vemos a nosotros mismos y a los demás. Nuestra historia moldea nuestra perspectiva, por lo que es importante empatizar con nosotros mismos y con quienes nos rodean, independientemente de la situación que haya provocado dicho dolor.

UNA SOCIEDAD DE ADICTOS

La verdad es ineludible: El estilo de vida estadounidense está diseñado para alimentar las adicciones. Se nos enseña a disimular el dolor o el malestar emocional desde una edad temprana, en vez de afrontarlo. La felicidad se asocia a las posesiones materiales y buscamos cualquier cosa que nos ofrezca comodidad, aunque sea efímera. Desde los atracones de comida hasta los derroches en las compras, la mayoría de los comportamientos humanos pueden convertirse en una adicción. El alivio del sufrimiento supera las inevitables repercusiones negativas de largo plazo. Cuando la paz y el control nos esquivan, pero seguimos encontrando momentos de calma en estos vicios, librarnos del dominio de la adicción resulta increíblemente difícil a pesar de que conozcamos el daño real.

Vivir en una sociedad consumista nos convierte en sus presas. Las empresas manipulan nuestras mentes, diciéndonos que no estamos a la altura. Nos bombardean constantemente con mensajes que dicen que compremos un auto determinado si queremos salir con una chica, o que compremos esa ropa interior para conseguir un chico, todo ello insinuando que, si no lo hacemos, no seremos lo suficientemente atractivos. No acaba ahí; a menudo, la narrativa continúa diciendo que si nuestro cabello fuera diferente, nuestra ropa más a la moda o nuestro cuerpo más delgado, súbitamente la vida sería perfecta. Nos invade la inseguridad y, de repente, nada de lo que somos parece estar bien. Al poco tiempo, esas mentiras se convierten en verdades de las cuales ya nunca dudamos.

Desvela el misterio sobre cómo se ha conformado nuestra sociedad desde el siglo XX con la galardonada obra maestra de la BBC *The Century of the Self,* (*El siglo del yo*), de Adam Curtis, que nos muestra dónde empezó todo y nos ofrece una perspectiva de nuestra historia colectiva. Esta obra arroja una luz sobre el notable trabajo de Edward Louis Bernays, sobrino de Sigmund Freud, pionero de las relaciones públicas y "padre" de las mismas. Él describió a las masas como irracionales y sujetas al "instinto del rebaño". Explica cómo los expertos pueden utilizar la psicología de las masas y el psicoanálisis para controlarlas a su antojo. Los mensajes de Bernays convencieron a las personas no sólo de que deseaban algo, sino también de que lo necesitaban como parte de su búsqueda de la felicidad (Curtis 2004).

Durante su carrera, Bernays trabajó con algunas de las empresas más importantes, agencias gubernamentales, políticos y organizaciones sin ánimo de lucro de los Estados Unidos, pero su logro más emblemático fue sin duda la campaña "Antorchas de Libertad" de 1929. Contratado por la American Tobacco Company para promover que las mujeres fumaran cigarrillos, Bernays organizó un inolvidable espectáculo de mujeres fumando durante el desfile de Pascua de Nueva York. Luego le indicó a la prensa que esperara que las sufragistas encendieran sus "antorchas de libertad" durante el desfile para demostrar que eran iguales a los hombres. La campaña causó tal sensación que se propagó como un reguero de pólvora por todos los medios de comunicación del país.

A pesar del aluvión de dudas y miedos que nos inflige nuestra cultura, podemos recurrir a técnicas poderosas para recuperar nuestra autoestima y mejorar la transformación interior. Asumamos el control de nuestras vidas, canalicemos la fuerza interior y alejemos los mensajes negativos que nos desaniman, para recuperar la confianza en nosotros mismos e inspirar a quienes nos rodean.

LO ESENCIAL: EL AMOR HACIA UNO MISMO Y EL PERDÓN

Para hallar la paz y el bienestar, debemos cultivar un espíritu de amor, compasión y perdón hacia nosotros mismos y hacia los demás. El amor es innato, el miedo es aprendido. El camino para volver a la plenitud comienza por aceptar la belleza que hay en nuestro interior.

Estamos tan acostumbrados a hablar mal de nosotros mismos que se acepta en nuestro idioma y cultura. Dos de nuestras frases más comunes son "Somos nuestro peor crítico" y "Somos nuestro peor enemigo". Aceptamos esto como normal sin comprender que se trata de un abuso emocional.

Sin darnos cuenta, inconscientemente nos subestimamos a diario con nuestro diálogo interno.

¿Tienes una sensación de vacío, una sed insaciable que nunca se satisface? No estás solo. Muchas personas buscan un significado más profundo que la fama, la riqueza y la belleza, que nos han vendido como "éxito". A pesar de nuestros intentos de encontrar consuelo en los placeres fugaces y los objetos materiales, seguimos sintiéndonos incompletos, como si nos faltara una parte muy escurridiza.

El amor hacia uno mismo no es arrogancia ni un privilegio, sino una hermosa forma de nutrir nuestra alma para poder dar y recibir amor libremente. Es una práctica esencial para sanar y traer más alegría a nuestras vidas haciendo lo siguiente:

- Construir una mejor versión de nosotros mismos al tomar decisiones con un propósito.
- Rodearnos de personas que nos apoyen y nos respeten.
- Construir relaciones positivas que se sustenten mutuamente.

Posees dentro de ti todos los recursos necesarios para experimentar alegría y satisfacción verdaderas. ¡Conviértete en tu propio mentor! Sabes mejor que nadie lo que significa ser tú, así que deja de buscar fuentes externas de consuelo o aprobación. Acepta todas las partes de lo que eres, aunque no se ajusten a tu concepto de la perfección. Sólo aceptándonos incondicionalmente podremos cultivar un profundo amor por nosotros y apreciar la vida de una forma mucho más enriquecedora.

La década de mis cincuenta años marcó un hito de redescubrimiento para mí. Adopté con entusiasmo el viaje hacia el amor por mí misma. Trabajando profundamente en mis sombras y dedicando largo tiempo tan sólo para mí, fui quitando las capas de toda una vida de heridas sin sanar. Cada vez que la vergüenza, la culpa o el juicio amenazaban con apoderarse de mí, los enfrentaba con amor compasivo hacia mí misma, como si fuera otra persona a quien adorara profundamente y necesitara mi apoyo. Con valentía y resiliencia, respaldada por las poderosas herramientas de este libro, surgió un extraordinario nivel de compasión que hizo que amarme a mí misma se convirtiera en un hábito sin esfuerzo.

Abrazar a mi niña interior ha sido una de las meditaciones más importantes de mi práctica. Visualizas una versión tuya más joven y observas cómo se siente: asustado, triste, feliz o juguetón. Luego abrazas a tu niño/a y le das mensajes positivos y amorosos. Mi niña siempre tuvo miedo y se sentía sola durante los primeros años, pero se transformó con el tiempo.

Descubrí algo extraordinario durante una asombrosa experiencia en una poderosa meditación con mi niña interior con un grupo en España. Tras dos años de intenso trabajo psicológico, ¡surgió mi niña interior irradiando alegría! Le pregunté qué quería decirme, y su respuesta fue: "Gracias". Una increíble oleada de amor inundó todo mi ser mientras las lágrimas fluían de pura alegría y gratitud, un sentimiento inefable.

Tras meses de dedicación y compromiso para lograr que el amor hacia mí misma entrara en mi consciencia, tuve otra oportunidad de transformación extraordinaria en una sesión con hongos mágicos. Recostada en una colchoneta y rodeada de un grupo de personas, recibí un baño de emociones poderosas al tiempo que las lágrimas rodaban por mis mejillas: fueron noventa minutos embebidos de pura alegría por el amor que guardaba hacía mí misma. Las investigaciones han demostrado que momentos como éste dejan huellas perdurables en nuestra mente y el cuerpo: la verdadera sanación en su máxima expresión, empoderándome al reconocer con gratitud lo que soy ahora.

Aunque ha sido muy desafiante, la compasión hacía mí misma ha sido algo que he aprendido a valorar. Cuando nos cuidamos con profundidad y auténticamente, a veces es necesario alejarse de aquellos a quienes amamos y que limitan emocionalmente nuestro crecimiento. Aunque es doloroso al principio, comprender este concepto ha sido indispensable para volver a conectarme con mi yo interior.

El perdón es la jornada del héroe, el acto valiente de soltar nuestro control sobre el pasado y comprender que no se puede cambiar. Aceptas que *te ha ocurrido algo*, pero no aceptas que estuviera *bien* que ocurriera. Perdonar es abandonar la esperanza de que hubiera podido ocurrir de otra manera.

Esta no es una tarea fácil, pero es una experiencia transformadora que nos libera del dolor tóxico infligido por aquellos que percibimos como abusivos, manipuladores o controladores. Dar este paso suele requerir una enorme dedicación. Hay que reconocer que el comportamiento de esa persona se debe a un trauma sin resolver para cambiar nuestra perspectiva de tal forma que incluso el maltrato más grave deja de tener el mismo poder sobre nosotros. No excusamos la acción; sino que, más bien, significa descubrir la paz interior que va más allá del juicio hacia los demás.

A veces estamos tan absortos en nuestra angustia que nos resulta imposible empatizar con el sufrimiento ajeno. Sólo cuando podemos perdonarnos de verdad y aceptar nuestros defectos somos capaces de empatizar comprendiendo profundamente las batallas que libran los demás. Es la forma definitiva de liberación y un paso integral hacia un nivel superior de consciencia de uno mismo y evolución personal, algo que tuve la bendición de descubrir a través de un esclarecedor viaje de psilocibina con mi madre, que comparto en mi último capítulo.

Adopta el poder del Tonglen, una poderosa herramienta utilizada para desarrollar la empatía, la compasión y el perdón hacia ti mismo o hacia los demás. Tonglen significa en tibetano "dar y recibir" y se refiere a una práctica de meditación del budismo tibetano. Tong significa "dar o enviar" y len significa "recibir o tomar".

Visualizas a un individuo rodeado de niebla oscura, su sufrimiento es espeso y pesado en el aire, y lo inhalas intencionalmente con cada respiración hasta que no quede ni rastro. Al hacerlo, asumes deliberadamente su dolor emocional. Imaginas que el espacio de tu corazón es como un cristal que purifica ese dolor y lo convierte en amor incondicional, mientras tu corazón amoroso irradia rayos de luz suaves y tranquilizadores que lo tocan, tranquilizan y reconfortan, y se convierte en un ser más pacífico, feliz, cuidado y amado. Lo liberas del miedo, la ira, la tristeza, la soledad y el aislamiento, soltando los sentimientos negativos hacia esa persona. Al hacerlo, te liberas a ti mismo y a ese ser del enorme peso del resentimiento y el dolor. La empatía y la compasión son un paso indispensable antes de la exoneración.

Este proceso puede ser intenso pero increíblemente gratificante, ya que nos ayuda a romper con patrones de pensamiento repetitivos y a adentrarnos en nuevas vías de empoderamiento. Sin embargo, es vital que aclares tu mente antes de emprender ese viaje de autorreflexión y emociones. Toma lápiz y papel y escribe tus pensamientos y cómo imaginas que será el éxito que obtendrás. Luego, asegúrate de llenarte de mucho amor y descansa, para que puedas beneficiarte realmente del increíble potencial curativo que ofrece esta práctica.

Aunque el pasado nos haya marcado, no tiene por qué definirnos. El miedo, la ira o la tristeza son respuestas naturales a un acontecimiento increíblemente estresante. La compasión hacia uno mismo y reconocer que lo que te ocurrió fue terrible y que mereces atención y comprensión son esenciales en el proceso de sanación. El primer paso para aceptarte es reconocer tus miedos e inseguridades. El segundo es aprender a sentirte cómodo con ellos. En nuestro interior hay algo mucho más importante que cualquier cosa que la vida pudiera interponer en su camino, un potencial infinito para convertir el sufrimiento en algo hermoso y descubrir nuestra fortaleza cuando menos lo esperamos.

Se te ha concedido una oportunidad dorada para embarcarte en una fantástica jornada de descubrimiento y transformación de ti mismo, revelando y reconociendo tu belleza interior. Dedícale tiempo a la reflexión y a honrarte reconociendo tus talentos y las áreas en las que puedes mejorar. Escribir esta visión pondrá en marcha las ruedas del cambio, permitiendo que florezca esa versión "ideal" de lo que quieres ser.

¡Atrévete a explorar las posibilidades ilimitadas que tienes en tu interior! Prepárate para abrir y utilizar más recursos excelentes de "Tu caja de herramientas" que te guiarán para que alcances mayores alturas en tus éxitos.

" Somos lo que hacemos repetidamente. La excelencia, por ende, no es un acto sino un hábito".

-WILL DURANT

CAPÍTULO ONCE:

TU CAJA DE HERRAMIENTAS

Es esencial contar con una colección de herramientas para proteger nuestra mente y cuerpo de la locura permanente. Con tantas opciones disponibles, puede ser difícil decidir cuál funciona mejor para ti. Por suerte, hay una solución fácil: experimentar hasta que algo nos resuene. Todos tenemos nuestra propia manera de cuidarnos y evolucionar. Pero créanme, ya sea de inmediato o según los resultados a lo largo del tiempo, sabrás intuitivamente qué es lo que más te conviene a medida que crezcas y evoluciones.

El equilibrio es la clave. Dedícale un tiempo todos los días a las prácticas fundamentales como son la meditación, la respiración y las afirmaciones que te conecten con tu interior. Otras actividades pueden variar cada tercer día o una vez por semana. Por ejemplo, una noche elijo una sesión de respiración más prolongada para hacer una reflexión interior o manifestar un deseo; otra vez, puedo dedicarme a bailar con música que me haga sentir bien y eleve mis vibraciones. Escuchar grabaciones inspiradoras o meditaciones guiadas logrará maravillas si un día concreto necesitas un poco más de atención y gratitud. Camina en la naturaleza o prueba hacer yoga una semana y recibir una sesión de acupuntura o un masaje en la siguiente. Explorar distintas opciones nos permite dar rienda suelta a aquello que necesitamos soltar o recargar.

Nuestros cerebros están condicionados a esperar resultados inmediatos. Sin embargo, para lograr el crecimiento personal y el despertar espiritual necesitamos crear nuevas conexiones mentales y desarrollar patrones de pensamiento y hábitos sanos. Los expertos dicen que se requieren sesenta días para arraigar un hábito nuevo, así que no cedas ante la frustración si el progreso es más lento de lo que te gustaría. Te prometo que, con dedicación, tu paciencia se verá recompensada.

He compartido prácticas invaluables para ayudarte en tu transformación: atención plena, meditación, programación mental, cultivar el amor hacia ti, el perdón, la gratitud, llevar un diario y el earthing. Ahora descubriremos métodos ancestrales como el trabajo con la respiración, las plantas medicinales, las terapias de sonido, el yoga, la acupuntura y los métodos más modernos como la hipnoterapia y el trabajo energético. He comprobado personalmente lo poderosas que pueden ser estas modalidades para cambiar traumas profundos que van más allá de las soluciones efímeras, y lograr un cambio perdurable.

Técnicas respiratorias: Las técnicas respiratorias pueden lograr maravillas en nuestro bienestar físico, mental y emocional. La respiración es la forma más rápida de salir de tu mente y conectarte con tu cuerpo y tu intuición. Reduce el tamaño de la amígdala, la parte del cerebro que percibe el peligro y desencadena el modo de luchar o huir, y activa simultáneamente el nervio vago, que te induce al estado de descanso y restauración. Muchas personas que incorporan la respiración consciente a su rutina de bienestar descubren un cambio increíble en la depresión, la ansiedad y el TEPT. Esta práctica puede aliviar considerablemente estos síntomas en tan sólo tres meses.

Basándose en dos décadas de conocimiento y experiencia, Max Strom revela el extraordinario poder sanador de nuestra respiración. En su cautivadora charla de TED " Breathe to Heal (Respira para sanarte)", pone de manifiesto la rapidez con la que podemos beneficiarnos por medio de los ejercicios diarios de sólo diez o veinte minutos. Desde bajar la ansiedad o los niveles de estrés hasta mejorar la calidad del sueño, respirar correctamente es una capacidad que está a nuestro alcance en todo momento (2015).

Me apasiona facilitar talleres de respiración holotrópica, un método desarrollado por el doctor Stanislav Grof como una forma de progresión natural de su terapia psicodélica previa de los años sesenta, que ayuda a alcanzar estados profundos de conciencia mediante la respiración rápida combinada con la música. Este entorno exclusivo permite acceder a las percepciones personales con más claridad que nunca para lograr nuevos niveles de consciencia. Con esta potente técnica, puedes crear cambios poderosos en tu energía. Durante el proceso, a medida que las emociones surgen y encuentran su salida, puedes tener sensaciones físicas como hormigueo o sensación de frío o calor. Esto es perfectamente normal. Permanece presente en tu respiración, sin juzgar nada, y déjate llevar por lo que surja.

Descubrí este método por primera vez en 2018 en un taller en Málaga, España. El facilitador nos indicó que pensáramos cronológicamente en eventos del pasado de nuestra vida mientras inhalábamos y exhalábamos profundamente por la nariz, desde el vientre hacia el pecho, exhalando rápidamente. Al cabo de treinta minutos ocurrió algo extraordinario. Mis manos irradiaban energía y mis piernas temblaban incontrolablemente, después de una tremenda liberación emocional. ¡Algo se había despertado en mi interior y me sentía increíble! Atrapada por ese poder, busqué maneras de repetir la experiencia.

A lo largo de los años, mi trabajo diario con la respiración ha sido una herramienta muy valiosa para controlar la ansiedad, sanar mis emociones y profundizar en mi crecimiento espiritual. Me ha abierto un camino para conectarme con mis seres queridos fallecidos, a la vez que despertó una comprensión más profunda de mí misma.

Nota: Al embarcarte en una práctica de trabajo con la respiración, siempre es mejor pecar de precavido. Si estás embarazada o tienes antecedentes de problemas de salud, consulta con tu médico antes de emprender este camino.

Yoga: El yoga ofrece una práctica física, respiración, técnicas de estiramiento y atención plena, todo en un solo paquete. No es de extrañar que pueda mejorar la calidad de vida, independientemente de la edad que tengas o del estado en que se encuentre tu salud. Al integrar el yoga en nuestro estilo de vida, podemos equilibrar la intensidad de otras actividades de ritmo rápido o de gran esfuerzo, o acelerar la recuperación de intervenciones quirúrgicas, enfermedades y dolencias crónicas. Es una forma segura y eficaz para fortalecer los músculos y mejorar la estabilidad, al tiempo que aumenta la flexibilidad y mejora la circulación, proporcionando el consuelo que tanto necesitan quienes padecen de lumbalgia. Muchos médicos sugieren con frecuencia una terapia de yoga como primer recurso para un tratamiento eficaz por encima de los medicamentos, debido a sus efectos para prevenir las molestias derivadas del dolor o las inflamaciones.

Debido a su permanente conexión interior, los yoguis sienten un incremento en la energía mental y física, un aumento en su estado de alerta y de entusiasmo, y menos sentimientos negativos. La práctica regular del yoga te ayuda a controlar el estrés y te conecta con una comunidad que te brinda apoyo. El yoga tiene el poder de generar un cambio transformador de la perspectiva mental, así como del bienestar físico.

El yoga ha sido mi gracia salvadora desde que me operaron de la espalda hace años y una práctica vital para mi salud mental, lo que me ha permitido cultivar una profunda sensación de paz interior y bienestar. Ha sido la forma perfecta de que mi cuerpo y mi mente se beneficien de la quietud. Ya no voy corriendo por la vida, pues el yoga me ha enseñado la quietud y a concentrarme con mayor claridad. El yoga seguirá siendo para siempre una parte vital en mi estilo de vida.

La acupuntura: Método de la antigua medicina oriental que se remonta al año 6.000 a.C., la acupuntura sigue siendo una forma eficaz para mejorar la salud y la longevidad. Diminutas agujas filiformes penetran ligeramente en la piel en puntos o nódulos a lo largo de los canales de acupuntura. Estos puntos son un cruce de caminos del Qi (traducido inadecuadamente como vitalidad, fuerza vital y energía). El Qi facilita la sanación general del cuerpo, la mente y el espíritu.

La acupuntura es mucho más que un medio para aliviar el dolor muscular y de espalda. También es una herramienta eficaz para combatir el estrés, los problemas neurológicos, la infertilidad e incluso el insomnio. Más que tratar directamente la enfermedad o la afección, trabaja con toda tu constitución para brindarte un cuidado completo.

La doctora Lacey Dupré, de Jade Seed Wellness, ayuda a pacientes con dolor físico crónico, pero dice que trata más y más pacientes que acuden para aliviarse de la tristeza, la ira, la soledad, la autocrítica o el miedo, así como personas diagnosticadas con ansiedad, TEPT y depresión. Ella explica: "La acupuntura hace una gran labor en el plano físico, pero también brilla en el plano emocional, social y espiritual. En la medicina tradicional china, las emociones son la causa raíz de lo que nos enferma. Cuando podemos usar el cuerpo, los puntos y los canales para liberar el "Qi atascado", podemos trascender aquellos síntomas perturbadores y empezar a experimentar más alegría y gratitud en nuestra vida cotidiana y construir resiliencia frente a nuestros activadores y factores estresantes."

Hipnoterapia: La hipnosis es un estado natural entre la vigilia y el sueño, similar a la meditación. La mente subconsciente es más receptiva a la sugestión que el cerebro crítico plenamente alerta; por lo tanto, se puede lograr una gran transformación cuando se trabaja en este nivel. La hipnoterapia ayuda a las personas a desbloquear estados superiores de conciencia y a reprogramar sus mentes para lograr un mayor bienestar.

Un estado hipnótico se puede describir como una sensación de relajación, pesadez o flotación, un enfoque sereno con una percepción agradable y una capacidad emocional expandida hacia la alegría, el amor e incluso ¡el gusto! Las sesiones de hipnoterapia te pueden ayudar a que aprendas a acceder a esas maravillosas profundidades de tu interior, permitiéndote descubrir nuevas perspectivas y un potencial inexplorado. Los usos comunes para la salud mental incluyen el estrés y la ansiedad, los ataques de pánico, las fobias y el TEPT.

Tianna Roser, escritora y diplomada en hipnosis clínica, se ha propuesto ofrecer un camino asequible a las personas que desean expandir su conciencia. Su libro *Awakening Transformation: A Beginner's Guide to Becoming Your Higher Self* (*El Despertar de la Transformación: Guía para principiantes para convertirte en tu Yo Superior*), ofrece herramientas para acceder a las vidas pasadas con el fin de profundizar en nuestro camino espiritual y acelerar el crecimiento personal (Roser 2021).

Plantas medicinales: Enteógenos y Psicodélicos

¿Has considerado alguna vez la posibilidad de que las plantas medicinales puedan generar una sanación profunda y transformadora? Estas sustancias pueden ayudar a romper barreras, ofreciendo un alivio auténtico y duradero del dolor físico y emocional. Me apasiona ayudar a la gente a descubrir estas poderosas herramientas para su despertar, abriéndoles las puertas a un mundo totalmente nuevo. Sin embargo, es importante no lanzarse sin educarse primero y establecer una práctica de meditación o respiración, ya que dichas prácticas nos ayudarán a navegar en esa poderosa experiencia.

Los enteógenos tuvieron un impacto colosal en la elevación de mi conciencia. He descubierto profundidades que logré con la ayuda de sustancias como los hongos de psilocibina, el MDMA, el LSD y la ayahuasca. Estos poderosos aliados me abrieron nuevas puertas para descubrir mis sombras interiores, profundizando en la comprensión del amor hacia mí misma, el perdón y la gratitud, lo que en última instancia me condujo a una conexión espiritual aún más importante que me enseñó una mayor aceptación y paz interior.

Para mí y para muchos otros, estas sesiones inspiradoras abrieron una parte nuestra que estaba oculta. Pudimos sentir la alegría como nunca. Los estados extáticos de dicha se desbordaban en nuestro interior a medida que conectábamos profundamente con nuestro verdadero yo espiritual. En el último capítulo describí mi experiencia excepcional con la psilocibina en grupo: las lágrimas rodaban por mis mejillas mientras me envolvía un océano lleno de amor hacia mí misma. Este viaje abrió nuevas profundidades en mi interior. Pronto descubrí lo fácil que es acceder a esos mismos estados emocionales mediante la meditación frecuente y la terapia respiratoria. No tenía ni idea de que yo tenía eso en mi interior. ¡Qué regalo tan increíble!

Estas sesiones también se pueden manifestar como encuentros dolorosos o incómodos. Tuve una experiencia directa de ese tipo en una ceremonia de ayahuasca que me ayudó a procesar una enorme pena. Solté pérdidas importantes a las que me había aferrado durante años, lo que me brindó una nueva paz. Como dice uno de mis amigos: "Una sola ceremonia puede reemplazar diez años de terapia". Al enfrentar nuestros traumas, descubrimos la manera de salir de la oscuridad.

Los psicodélicos nos ofrecen esa esperanza si los usamos responsablemente.

¿Quieres saber más? Una gran manera de conocer más sobre este tema es el libro de Michael Pollack *How to Change Your Mind* (*Cómo cambiar tu mente*), convertida en una serie en Netflix con el mismo título (Pollack 2018), y el documental *Fantastic Fungi* (*Hongos Fantásticos*) (Schwartzberg 2019).

Durante el confinamiento de España en marzo de 2020, decidí consumir hongos escuchando música clásica de acuerdo con la sugerencia del libro de Pollack. No habría sido mi elección, pero después de leer sus recomendaciones, pensé: ¿por qué no intentarlo?

Cuando empezó mi tema favorito, el ballet *El Cascanueces*, me inundó el recuerdo de su representación que veía con mi mamá todas las navidades. A pesar de nuestra relación tan inestable, compartíamos algo especial durante aquellos años, y yo continué la tradición con mis hijos. Podía sentir el espíritu de mi madre cerca de mí a pesar de que hacía treinta años que había fallecido. Llegó un momento que nunca creí que llegaría. A pesar de nuestra separación física, le hablé desde lo más profundo de mi corazón, absorta por la emoción, mientras las lágrimas afloraban en gozosa gratitud por ese reencuentro fugaz, como si ella estuviera a mi lado, expresando amor incondicional y perdón entre ambas. Fue un momento crucial para mí y, desde entonces, pudimos encontrar la manera de mantener abierto un canal de comunicación entre nosotras que se fortalece cada día.

A pesar de nuestros mejores esfuerzos, la vida moderna nos

ha dejado aislados, desconectados y sin propósito. Las plantas medicinales nos ofrecen una nueva y poderosa forma de establecer conexiones con nosotros mismos y con el mundo que nos rodea. Esto podría ayudar a aliviar esos sentimientos de desconexión entre los seres humanos, la espiritualidad y la naturaleza. Centros de investigación pioneros del mundo, como la Universidad Johns Hopkins y el Imperial College de Londres, sugieren que los psicodélicos pueden proporcionar un vínculo esencial que restaure la conexión en planos múltiples, creando así el equilibrio y el bienestar para muchas personas.

La humanidad lleva mucho tiempo empleando enteógenos para sanar trastornos físicos y psicológicos. Las culturas indígenas entretejen estas prácticas profundas y antiguas con sus costumbres, utilizándolas para honrar la vida y conectar a las personas con un sentido de espiritualidad que trasciende las fronteras de la vida diaria.

En los años 50 y 60, las investigaciones con psicodélicos prometían revolucionar los tratamientos de la salud mental, los estudios de neurociencia y la exploración de los reinos místicos. Sin embargo, los movimientos contra la guerra de Vietnam desviaron su uso fuera de los ambientes controlados con propósitos experimentales. Todo el movimiento constituyó una amenaza para la administración de Nixon, lo que llevó a ilegalizar todos los psicodélicos en 1970, terminando prematuramente los posibles descubrimientos terapéuticos revolucionarios y una mayor comprensión de las dimensiones espirituales invisibles.

Tras medio siglo de prohibición, está reviviendo la

investigación con psicodélicos. Estudios recientes muestran resultados prometedores en el tratamiento de la TEPT, la depresión, los traumas cerebrales, la ansiedad social y el abuso de sustancias mediante terapias con plantas medicinales, una alternativa atractiva si la comparamos con los fármacos psiquiátricos tradicionales, que sólo suelen tratar los problemas sintomáticos. En reconocimiento de su potencial terapéutico para algunos trastornos, la FDA le ha concedido al MDMA y a la psilocibina la condición de "terapia de vanguardia", con el fin de simplificar su proceso de aprobación en un futuro cercano.

La terapia asistida con MDMA será la forma revolucionaria de sanarnos del TEPT, ya que permitirá a sus usuarios acceder a lo más profundo de su inconsciente al tiempo que les proporcionará una sensación de seguridad. También permitirá que las parejas exploren niveles más profundos de comunicación mediante una mayor empatía o incluso una conexión espiritual. ¡Esto podría marcar el comienzo de algo extraordinario, que empoderaría a las personas y a las relaciones por doquier!

Te invito a que des el paso y explores todo lo que ofrecen estas substancias. Busca recursos de expertos destacados e historias reales de transformaciones fantásticas. Existe una gran variedad de artículos, charlas de TED, videos y documentos de expertos y personas que comparten sus aventuras. Los psicodélicos siempre se han utilizado para conectar a las personas con su cultura y el universo. Si se usan sabiamente, tienen el potencial de ayudarnos a sanar e inspirarnos.

Nota: Si estás considerando explorar esta modalidad, haz tu propia investigación. Selecciona cuidadosamente a las personas y los recursos que te ayudarán en tu camino. Deben garantizarte una preparación mental y física óptima antes de que empieces, creando un ambiente en el que hay amor, seguridad y protección, y proporcionándote una orientación adecuada después de la integración. Si no te pueden ofrecer estas tres condiciones de integración al mismo tiempo, sigue buscando. Si tienes algún trastorno mental o físico, asegúrate de hablar con un profesional antes de seguir adelante con cualquier plan de uso de las plantas medicinales.

ENERGÍA VIBRATORIA Y MANIFESTACIÓN

Acoge el poder de la vibración y ábrete a una vida llena de abundancia. Ya sea que se trate del bienestar físico, de un trabajo importante para ti, de una conexión con tu alma gemela o de riqueza económica, estas frecuencias vibratorias pueden ayudarte a manifestar tu realidad. Cuando los sentimientos negativos surgen en nuestro interior, tales como el miedo y los celos, irradias señales energéticas que atraen más negatividad a nuestras vidas. Al observar nuestros patrones de pensamiento, podemos crear vibraciones más elevadas como la alegría, el amor, la gratitud y el aprecio, que cambian el sentido de nuestras vidas.

Ser conscientes de nuestro entorno y de las personas de nuestro círculo de allegados puede afectar considerablemente nuestra vibración. Acercándote a personas motivadas, optimistas y resueltas elevará tu frecuencia. Entablar un diálogo negativo o jugar a quién es el culpable disminuirá considerablemente tus niveles de energía. No puedes manifestar si representas el papel de víctima. Si deseamos el cambio, debemos asumir la responsabilidad de nuestras elecciones en vez de quejarnos constantemente de los resultados.

La gratitud es muy poderosa para elevar tu energía y acoger la vida con alegría. Sé consciente de las bendiciones pequeñas. Pronto te sorprenderás de cuánto amor y abundancia llegan a tu existencia cuando expresas agradecimiento. Agradecerle al universo *toda* experiencia puede abrirte posibilidades ilimitadas, invitando a que lleguen más acontecimientos positivos.

¿Te has dado cuenta cómo las escenas turbulentas de la televisión o de las películas pueden permanecer en tu mente durante días? Mirar contenido perjudicial afecta el equilibrio natural de nuestro cuerpo al liberar toxinas, bajando la frecuencia vibratoria de nuestra energía. La próxima vez que te sientas tentado a mirar una serie dramática de moda, piénsalo dos veces y ten en cuenta cómo puede afectarte su negatividad por horas, no sólo emocionalmente sino también físicamente.

Terapia del Sonido: Partiendo del ser humano y los animales hasta las plantas y el agua, la vibración del sonido tiene el poder cósmico de liberar energía y promover una sanación extraordinaria. Cada nota de los instrumentos musicales crea una exquisita sensación sónica. La terapia del sonido utiliza frecuencias tonales para generar equilibrio vibratorio y armonía en el cuerpo. En todas las culturas se utiliza alguna forma de terapia del sonido, desde el canto hasta los instrumentos tales como los cuencos tibetanos y los tambores chamánicos.

La relajación profunda es uno de sus beneficios más importantes y universales. Las vibraciones sonoras abren, limpian y equilibran los chakras (centros energéticos de nuestro cuerpo), soltando la energía estancada. Cada instrumento tiene su finalidad. Por ejemplo, los cuencos tibetanos de cristal están sincronizados con las notas de los siete chakras. Se dice que el gong ayuda a soltar la tensión del cuerpo y estimula el sistema glandular y nervioso. Cuando nuestro cuerpo está más relajado, nos contraemos menos y disminuyen la inflamación y el dolor. Participar en un baño de sonido es como un masaje energético del tejido profundo que te equilibra y te restaura. Muchos entran en un estado meditativo alterado y experimentan visualizaciones, sanación emocional o les llegan ideas creativas extraordinarias.

La música: Desde las profundidades del amor y la alegría hasta los sentimientos de desesperación y angustia, la música tiene un poder inigualable para evocar emociones poderosas. Toda nota tiene una frecuencia que resuena en nuestro interior, así que ¿por qué no elegir canciones que reflejen positividad? Las letras que absorbemos a través de la música pueden influir considerablemente en la forma que interpretamos la vida. Sé cuidadoso con la música de fondo que eliges escuchar. Lo que eliges moldea directamente tus resultados (creencias, pensamientos y acciones), así que hazlo bien para que tu música te ofrezca los mejores resultados.

En su libro, *Finding the Alpenglow* (*Descubriendo el brillo de los Alpes*), Kate Arredondo habla del uso de la música para sanar sus emociones y recomienda excelentes listas de reproducción para cuando te sientas angustiado o triste (Arredondo 2021).

Cantar y bailar: ¡La música y el movimiento son las mejores formas de tratar tu mente, cuerpo y alma! Es una de mis maneras favoritas de elevar mis vibraciones y restaurar la energía al final de un largo día. Nada me eleva tanto como cantar una canción, dar vueltas de alegría o dejarme llevar por el movimiento mientras escucho música inspiradora. Baila en tu jardín o mientras preparas la cena y deja que esas vibraciones positivas fluyan por todas las células de tu cuerpo.

Controla tu destino y manifiesta la vida que deseas sintonizándote con las frecuencias más elevadas. ¡Aprovecha ese poder para conseguir más éxito, plenitud y alegría!

¿Qué deseas?

Desata el potencial de tu cerebro para resolver problemas preguntándote con frecuencia lo siguiente:

- ¿Qué quiero en la vida?
- ¿Qué necesito para tener más abundancia?
- ¿Cómo puedo cultivar más amor en mi vida?
- ¿Cuál es mi propósito?
- ¿Qué está tratando de surgir en mi vida en este momento?
- ¿Cómo puedo retribuir?
- ¿Qué don tengo para ofrecerle al mundo?

No esperes una respuesta instantánea, pero ten fe en que la claridad acabará por manifestarse. Mantén la mente abierta sobre la fuente de inspiración: un sueño, una canción, un libro, un consejo útil de alguien en un momento dado o por medio de una oportunidad inesperada. Las respuestas pueden venir de cualquier parte. Permanece atento a las luces verdes que puedan indicarte la dirección correcta.

LA EVOLUCIÓN ES UNA DANZA, NO UN INTERRUPTOR DE LUZ

Nuestro viaje hacia la superación personal y la expansión espiritual no es un esprint, sino más bien una maratón. Puede haber momentos en los que nos parezca que estamos estancados en nuestro crecimiento o que incluso retrocedemos. No permitas que estos momentos te desanimen. A pesar de que tengas la sensación de dar un paso adelante seguido de dos hacia atrás, ¡no debes ni puedes pasar por alto los esfuerzos que has hecho hasta ahora! Siempre seguimos adelante, puesto que a cada momento nos acercamos más a superar la siguiente barrera de nuestro camino que nos lleva al despertar, por muchos contratiempos que surjan.

Es natural que queramos seguir adelante en nuestro camino, pero el equilibrio es importante. Después de un esfuerzo intenso, es imprescindible descansar e integrar las nuevas energías que liberó nuestro trabajo. Durante esos momentos, podemos animarnos a relajarnos, meditar más, comer sano y dormir más. Pronto nos sentiremos impulsados hacia el siguiente nivel de nuestro desarrollo, y comprenderemos que necesitábamos esa pausa para seguir creciendo y transformándonos.

Alcanzar todo tu potencial requiere una recalibración de la mente para fortalecerte en este viaje único. Apóyate en el conocimiento experto de entrenadores experimentados, junto con el inestimable sistema de apoyo que proporcionan los familiares y amigos de confianza y las comunidades afines. Sé valiente, pide ayuda y aprovecha todo lo que esté a tu alcance para lograr el éxito.

Nada de esto es una píldora mágica. La vida es un océano lleno de olas que seguirán llegando pase lo que pase. Debemos aprender a cabalgar la ola sin que nos golpee en su recorrido. Debemos quitarnos los grilletes mentales y confiar en nosotros mismos como diseñadores creativos de nuestra vida. Es hora de una Metamorfosis Consciente. Creer realmente en ti mismo te abrirá caminos asombrosos. ¡Ten el valor suficiente para acoger tu transformación y experimentar un cambio que supere todo lo que podrías haber imaginado!

Te envío amor y energía sanadora. Estoy contigo en espíritu. Namaste.

AGRADECIMIENTOS

Mi más profunda gratitud y reconocimiento a todas aquellas personas maravillosas que me apoyaron para que este libro sea una realidad. Su amor y su inspiración fueron esenciales para mí, ¡les envío a todos y cada uno de ustedes un abrazo y un beso enormes! ¡Gracias desde el fondo de mi corazón!

Agradezco eternamente al increíble grupo de personas que creyeron en mi historia antes de su publicación. Su generosidad volvió realidad este sueño, ¡y por eso les estaré eternamente agradecida!

Michael Gruver
Lisette Kunz
Cori Dean Edwards
Drew Dennett
Ted McKnight
Harry Brelsford
Brenda Ryan
Trish Wilder
Lacey Dupré
Nasrine Keilani

Duncan Jurkowitz
Jill Ettinger-Diamond
Uno Muñoz
Theresa Buendía Domínguez
Josie Martínez
Alex Figueroa
Edmund VonAllmen
Michael DiGrazia
Ed Walsh
Reese Cowdrey
Summera Shaikh
David Crumbaugh
JJ Noah
Karen Dandino
Eric Koester
Debra Cerda
Elizabeth Love
Kristen Lovio
Mary Kurnik
Roger Prather
Tiffany Harris
Johnell Huebner
Kristy Henderson
Mary Lou Barber
Jason Mangan
Medea Taylor
Fred Harvey
Mary Brady
Melissa Kieffer
Kaedean Hammond
Hege Storaune Phillips
Jim Garner

Jaimie Mattox
Riley Fellers
Yitzchak Pierson Zak
Jodi Biaso-Brandt
Joanne Gill Jarette
Kevin Koym
David Schneider
McKenzie O'Malley
Allie Marcus
Enrique Velázquez
Stephen Thorton
Georgie Grossman
Kevin Wilson
Shannon Taylor
Ryan Scanlon
Jo Brown
Kate Arredondo
Christina Cannell
Corrine Smith
Ashley Maier
Dave Meyer
Dan Schalin
Jeanette Sorresso

Con inmensa gratitud y aprecio, extiendo mi más sincero agradecimiento a mis queridos lectores beta por invertir su valioso tiempo para leer y comentar los borradores seleccionados. Sus sabias palabras fueron inapreciables para ayudarme a avanzar en este proyecto. Desde lo más profundo de mi corazón: ¡gracias!

Adriana Aristizábal

Paul Carpenter
Hazel Everad
Barbie Gallaway
Jamie McCubbin
Alexiz Barajas
Edmund VonAllmen
Denis Buka
Jane Morrissey
Elizabeth Love
Susan Sinnicks Bardin

Mi más profunda gratitud al fenomenal equipo de New Degree Press, en concreto a mis increíbles editores, Kenneth Cain y John Palisano. Un agradecimiento muy especial a Kate Arredondo por presentármelos. ¡No tengo suficientes palabras para agradecerles!

APÉNDICE

CAPÍTULO TRES: CAMBIA TU FORMA DE PENSAR

Ware, Bronnie. 2012. *The Top Five Regrets of the Dying: A Life Transformed* by the Dearly Departing. Carlsbad, California: Hay House.

CAPÍTULO CUATRO: SENTIR LA EMOCIÓN VERSUS CONVERTIRTE EN LA EMOCIÓN

Brown, Brené. 2011. "The Power of Vulnerability." Filmed January 2011 in Houston. TED video, 20:49. https://youtu.be/iCvmsMzlF7o.

Thích Nhất Hạnh. 2015. *No Mud, No Lotus: The Art of Trans- forming Suffering.* Berkeley: Parallax.

CAPÍTULO CINCO: LA INTELIGENCIA EMOCIONAL

Salovey, P. and J.D. Mayer. 1989–1990. "Emotional intelligence. Imagination, Cognition, and Personality." *Sage Journals* 9, no. 3: 185–211. https://doi.org/10.2190/DUGG-P24E-52WK-6CDG.

CAPÍTULO SEIS: NUESTRA RELACIÓN CON LA TECNOLOGÍA

Gallop, Cindy. 2013. "Make Love Not Porn." Filmed April 2013 in Oxford. TED video, 20:00. https://youtu.be/Hm7cVImCJ6U.

Lembke, Anna. 2021. "Digital Addictions Are Drowning Us in Dopamine." *The Wall Street Journal.* August 12, 2021. https://www.wsj.com/articles/digital-addic- tions-are-drowning-us-in-dopamine-11628861572.

Maté, Gabor. 2000. *Scattered Minds: The Origins and Healing of Attention Deficit Disorder.* New York: Penguin Random House, LLC.

Orlowski, Jeff, director. 2020. *The Social Dilemma.* Netflix. 1 hr 34 min. https://www.netflix.com/title/81254224.

60 Minutes Australia. 2020. "Internet addiction disorder affecting toddlers." *60 Minutes Australia.* January 29, 2020. YouTube, 13:14. https://youtu.be/qyMqljINR74.

CAPÍTULO OCHO: LA ANSIEDAD, NUESTRA MEJOR AMIGA

Klepeis, Neil E., William C. Nelson, Wayne R. Ott, John P. Robinson, Andy M. Tsang, Paul Switzer, Joseph V. Behar, Stephen C. Hern, and William H. Englemann. 2001. "The National Human Activity Pattern Survey (NHAPS): a resource for assessing exposure to environmental pollutants." *Journal of Exposure Science & Environmental Epidemiology* 11 (July): 231–252. https:// doi.org/10.1038/sj.jea.7500165.

CAPÍTULO DIEZ: VIVIMOS EN UNA CULTURA TÓXICA

Curtis, Adam. 2002 "The Century of Self." JuneAdamCurtis 20, 2016. YouTube, 3 hr., 55 min. https://www.youtube.com/watch?v=DnPmg0R1M04&list=PLktP-dpPFKHfoXRfTPOwyR8SG8EHLWOSj6.

Maté, Gabor, and Daniel Maté. 2022. *The Myth of Normal Trauma, Illness, and Healing in a Toxic Culture.* New York: Penguin Publishing Group.

CAPÍTULO ONCE: TU CAJA DE HERRAMIENTAS

Strom, Max. 2015. "Breathe to Heal."
Filmed December 2015 in Cape May, NJ.
TED video, 18:32. https://youtu.be/4Lb5L-VEm34.

www.ingramcontent.com/pod-product-compliance
Lightning Source LLC
Chambersburg PA
CBHW070706130626
46553CB00005B/1855